RADIOSCOPIE
RADIOGRAPHIE
RADIOTHÉRAPIE

Applications techniques et cliniques

PAR

Le D' L.-H. REGNIER

ANCIEN INTERNE DES HOPITAUX
CHEF DU LABORATOIRE D'ÉLECTROTHÉRAPIE DE LA CHARITÉ

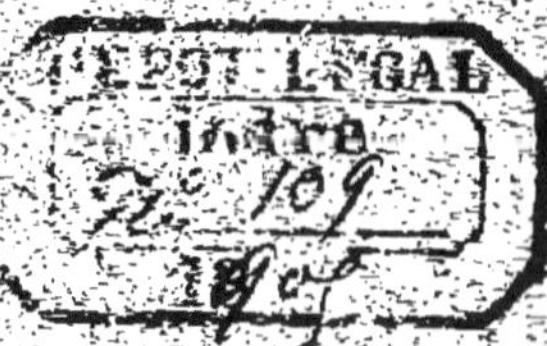

PARIS

LIBRAIRIE MÉDICALE ET SCIENTIFIQUE

JULES ROUSSET

1, Rue Casimir-Delavigne et 12, Rue Monsieur-le-Prince

1906

Radioscopie

Radiographie

Radiothérapie

RADIOSCOPIE
RADIOGRAPHIE
RADIOTHÉRAPIE

Applications techniques et cliniques

PAR

Le Dr L.-R. REGNIER

ANCIEN INTERNE DES HOPITAUX
CHEF DU LABORATOIRE D'ÉLECTROTHÉRAPIE DE LA CHARITÉ

PARIS

LIBRAIRIE MÉDICALE ET SCIENTIFIQUE
JULES ROUSSET
1, Rue Casimir-Delavigne et 12, Rue Monsieur-le-Prince

1906

INTRODUCTION

Dix ans à peu près se sont écoulés depuis la
retentissante découverte des rayons X par
Röntgen, et de la propriété qu'ils ont de traverser les corps opaques à la lumière ordinaire.
Dès le premier moment leur inventeur indiqua
l'utilité qu'ils auraient pour l'étude des lésions
du squelette et la recherche de certains corps
étrangers dans l'organisme. Grâce aux travaux
entrepris presque aussitôt dans tous les grands
centres médicaux et scientifiques, une année à
peine s'était écoulée, que les applications de
ces radiations au diagnostic chirurgical, médical et obstétrical étaient déjà nettement indiquées, et l'année suivante les premiers essais
de thérapeutique commençaient. L'œuvre n'est
certes pas encore terminée et beaucoup de détails de technique restent encore en suspens..

Les médecins doivent cependant connaître
aujourd'hui quelles ressources réelles ils peu-

vent tirer des rayons X afin de ne pas en négliger l'emploi quand il est indiqué ou de ne
pas leur demander plus qu'ils ne peuvent
donner.

Notre but, dans ce manuel, est d'exposer,
sous une forme aussi claire et aussi concise
que possible. quelles sont ces ressources et les
moyens de les mettre en œuvre.

PREMIÈRE PARTIE

CHAPITRE PREMIER

NATURE DES RAYONS X. LEURS PROPRIÉTÉS PHYSIQUES ET PHYSIOLOGIQUES. DANGERS D'UN EMPLOI MAL RÉGLÉ.

La découverte des rayons X n'a pas été l'effet d'un simple hasard, mais la résultante d'un ensemble de recherches dont nous allons brièvement rappeler les phases.

Vers 1750, Nollet, physicien français, cherchant comment l'étincelle électrique d'une machine statique se comportait dans une ampoule en verre dans laquelle il faisait progressivement le vide avec une machine pneumatique, constata qu'à mesure que la raréfaction de l'air augmente l'étincelle s'étale, et que quand le vide atteint 1 p. 100 d'atmosphère l'ampoule se remplit d'une lueur ayant une belle teinte rose violacé très intense. Il conclut de cette expé-

rience que le fluide électrique circule plus facilement dans le vide que dans l'air et enflamme
plus aisément le gaz raréfié.

En 1842, Abria (de Bordeaux), étudiant le
mécanisme de la décharge électrique, reconnaît qu'en lançant le courant d'une forte bobine
de Rhumkorff, dans une ampoule munie de
deux tiges métalliques terminées par des
boules, et où le vide est poussé jusqu'au un
millième d'atmosphère, la lueur violette signa-
lée par Nollet devient stratifiée, c'est-à-dire
qu'elle se partage en tranches alternativement
brillantes et sombres et qu'il se forme sur la
boule positive une aigrette brillante, tandis que
la négative est entourée d'une zone obscure ;
Hitorf, quelques années après, démontre que
dans le vide parfait l'étincelle électrique ne
passe plus.

Crookes, en 1880, analysant l'état de la ma-
tière dans les milieux raréfiés à l'aide du tube
qui porte son nom, découvre une série de phénomènes importants : à mesure que le vide
augmente, la gaine obscure de la boule négative grandit et les stratifications de la lumière
disparaissent ; lorsqu'elles ont cessé et que le
vide est poussé jusqu'au un millionnième d'at-

mosphère, le verre de l'ampoule prend une belle teinte fluorescente verte, surtout au point opposé à l'électrode négative.

D'après lui cette teinte est produite par le choc sur le verre des molécules de gaz raréfié, qui, repoussées par l'électricité négative, se précipitent sur lui avec une très grande vitesse.

C'est ce mouvement moléculaire qui constitue les *rayons cathodiques*.

Il établit par des expériences très intéressantes que ceux-ci sont arrêtés par un écran d'aluminium, qu'ils sont capables de faire tourner un moulinet placé dans le tube, et donnent à certains métaux ou aux pierres précieuses un éclat particulier et persistant quelque temps après que les rayons cathodiques ont cessé d'agir : c'est la *phosphorescence*. Quinze ans après le physicien hongrois Herz en étudiant les ondulations électriques de haute fréquence constate que les rayons cathodiques peuvent traverser une plaque d'aluminium renfermée dans l'ampoule à condition qu'elle soit assez mince, et Philippe Lénard, en se servant d'une ampoule sur les parois de laquelle il a percé une petite fenêtre fermée par une lame d'aluminium, voit les rayons cathodiques déterminer la fluorescence de certains corps en dehors de celle-ci, impressionner les plaques photographiques et traverser même une feuille de papier noirci. Le principe des rayons X était trouvé ; mais c'est Röntgen qui en a prouvé à la fois l'existence et l'utilité, par suite d'un hasard heureux. Pendant une expérience sur les rayons cathodiques, il constata que son ampoule, bien qu'enfermée dans une caisse en carton noir, illuminait un écran au platinocyanure de baryum placé à quelque distance.

En interposant sa main entre l'ampoule et l'écran il en distingua le squelette.

Pour produire les rayons X l'énergie électrique doit donc subir une série de transformations : 1° Modification de forme d'abord ; 2° production de rayons cathodiques. Ceux-ci se propagent dans le vide en ligne droite comme les rayons lumineux ; comme eux ils sont capables et à un plus haut degré de déterminer la fluorescence ou la phosphorescence de certains corps. Si, comme les ondulations électriques, les rayons cathodiques sont déviés par les aimants, ils en diffèrent cependant. En effet, lorsque dans un tube spécialement construit pour cela on produit deux pinceaux de rayons cathodiques isolés l'un de l'autre, ils se repoussent comme deux corps chargés d'électricité de même signe, tandis que deux pinceaux d'ondulations électriques parallèles et de même sens s'attirent.

Les rayons cathodiques subissent l'influence des champs électriques placés dans leur voisinage, sont attirés par les corps chargés positivement, repoussés par ceux qui le sont négativement. Ils déchargent les corps électrisés positivement près desquels ils se trouvent placés ; en un mot ils se comportent comme un corps chargé d'électricité négative et non comme un courant électrique. Quand ces rayons cathodiques sont arrêtés par un obstacle, paroi de verre du tube, ou miroir de métal ils se transforment, ainsi que l'a démontré Perrin, en rayons X. Ceux-ci diffèrent des rayons cathodiques par les caractères suivants : ils augmentent la conductibilité de l'air pour l'électricité, déchargent les corps électrisés au voisinage de l'ampoule. Mais ils ne sont pas déviés par l'aimant.

Ils diffèrent aussi des radiations lumineuses ordinaires par certains caractères :

S'ils partagent avec les rayons actiniques

(violets et ultra-violets) du spectre la propriété d'impressionner les plaques photographiques et de déterminer la fluorescence et la phosphorescence, ils en diffèrent parce qu'ils ne subissent ni réflexion, ni réfraction; mais ils sont susceptibles de diffraction et même d'un certain degré de polarisation.

Par leur longueur d'onde ils se classent dans l'ultime région de l'ultra-violet.

Aussi, dans les conditions ordinaires, les rayons X ne sont pas perçus par la rétine. Il faut pour cela qu'on place, entre le tube producteur de ces rayons et l'œil, un écran enduit d'une substance fluorescente (en général, le platino-cyanure de baryum) qui s'éclaire lorsqu'il est frappé par eux. De plus, quand on interpose entre le tube et l'écran fluorescent un corps inégalement transparent aux rayons X, il se produit sur ce dernier une image dans laquelle les parties opaques apparaissent en noir, tandis que les autres prennent des teintes d'autant plus dégradées que leur transparence est plus grande. C'est pourquoi quand on place une partie quelconque du corps humain derrière l'écran on voit le squelette de celle-ci apparaître très nettement, tandis que les parties molles sont indiquées par une pénombre grisâtre plus ou moins foncée, presque toujours sans détails.

Cette manière de procéder constitue le principe de la *Radioscopie*.

Si on remplace l'écran fluorescent par une plaque photographique enfermée dans une substance opaque à la lumière blanche, la plaque est impressionnée et donne une image dans laquelle les parties opaques apparaissent en clair comme dans les négatifs ordinaires. C'est la *Radiographie*.

Comme les rayons X ne se réfléchissent pas, les images qui apparaissent sur l'écran ou la plaque photographique ont la même grandeur que l'objet qu'elles représentent, condition souvent précieuse d'ailleurs, parce qu'elle permet d'apprécier les dimensions de certains viscères comme le foie ou le cœur et de constater les modifications qu'elles ont pu subir.

Mais, dans ces images, les différents plans sont superposés les uns aux autres sans aucun effet de perspective. Cela a, dans certaines circonstances, un inconvénient sérieux, par exemple lorsqu'il faut déterminer la position d'un corps étranger dans une région d'une certaine épaisseur, ou apprécier l'amplitude du déplacement des fragments dans les fractures. Pour remédier à cet inconvénient, on a inventé des méthodes de précision, demandant un outillage particulier et une certaine expérience de maniement.

Nous aurons donc à décrire d'abord le matériel nécessaire pour la radioscopie et la radiographie simples et la façon de s'en servir ; ensuite, le matériel de précision.

Enfin, les rayons X, comme les autres radiations du violet et de l'ultra-violet, exercent sur les tissus qu'ils pénètrent une action chimique et biologique qu'on utilise en *Radiothérapie*.

Cette influence, parfois nocive, des rayons X sur les tissus fut connue dès la première année de leur utilisation par les accidents qui en résultèrent. Elle se traduit par une inflammation de la peau qu'on a appelée avec juste raison *radiodermite,* parce qu'elle a pour caractère particulier de ne manifester son existence qu'assez longtemps après l'exposition aux rayons. Son intensité varie, avec la force de ceux-ci, depuis le simple érythème jusqu'à la destruction complète de l'épiderme, du derme et quelquefois même des tissus plus profondément situés, ce qui prouve qu'eux aussi peuvent être impressionnés. Albert Schönberg (de Hambourg) a vu des lapins et des cobayes perdre la faculté de se reproduire lorsqu'on les soumet pendant un certain temps à une série d'irradiations d'intensité suffisante. Cette stérilité résulte de la mort et de la disparition des spermatozoïdes sans qu'on trouve trace d'altérations de l'état général, ni de la peau. L'atrophie des ovaires chez les femelles d'animaux et chez les femmes a été également observée. Heineke (de Leipzig) a déterminé avec les rayons X la mort de petits animaux et a trouvé à l'autopsie des lésions de la rate et des follicules lymphatiques aboutissant à la destruction de ces organes et des lymphocytes. Chez l'homme on a signalé des troubles cardiaques, palpitations et vertiges, arythmie. Nous en avons nous-même observé un exemple très net chez une de nos malades en traitement pour un épithélioma du sein ; des troubles nerveux de nature paralytique ont été observés, ainsi que des modifications de la fonction de reproduction.

L'emploi des rayons X n'est donc pas inoffensif et peut nuire à la santé, soit des malades examinés ou traités, soit des opérateurs qui manipulent pendant de longues heures les appareils. Il ne faut pas, d'ailleurs, s'exagérer l'importance de ces dangers.

Aujourd'hui, grâce aux progrès de la technique instrumentale, malades et opérateurs peuvent être mis complètement à l'abri des effets nuisibles des rayons X. Mais il faut pour cela employer des appareils spéciaux et ne négliger aucune des précautions de technique que nous indiquerons dans les chapitres suivants, aussi bien pour la radioscopie et la radiographie que pour la radiothérapie.

CHAPITRE II

MATÉRIEL. ӀAPPAREILS ÉLECTRIQUES. TUBES
ÉCRANS. INSTRUMENTS DE MESURE DES COU-
RANTS ÉLECTRIQUES DES RAYONS X. SUP-
PORTS DE TUBES, ACCESSOIRES DIVERS,
MEUBLES D'EXAMEN ET DE TRAITEMENT.
APPAREILS POUR LES RECHERCHES DE PRÉ-
CISION.

Nous avons montré, dans le chapitre précédent, qu'il est nécessaire, pour obtenir des
rayons X, d'utiliser un courant de tension
assez haute pour vaincre la résistance qu'oppose à son passage l'ampoule ou tube vide
d'air. L'appareillage essentiel se composera
donc d'un générateur d'électricité, d'un tube
de Crookes, d'un écran pour la radioscopie, de
meubles qui servent à placer les malades pour
la radioscopie et la radiographie et de divers
instruments de mesure.

Le courant peut être fourni par trois genres
d'appareils : les machines statiques, les bo-

bines d'induction, les transformateurs. Nous décrirons brièvement les trois genres de dispositifs correspondant à chacun de ces générateurs.

La machine statique la plus communément employée aujourd'hui est le type Wilhmsurst à 4, 6, 12 ou 20 plateaux de 50 centimètres de diamètre.

Ces machines fournissant une étincelle de 20 à 25 centimètres de longueur, la tension de l'électricité qu'elles débitent suffit au service qu'on veut leur demander. Le nombre des plateaux fait croître la quantité d'électricité fournie sans en modifier la tension. Pour les besoins du praticien la machine à six plateaux est celle qui convient le mieux. Les *collecteurs* de cette machine doivent être munis de *détonnateurs* reliés aux fils qui vont les unir au tube à vide dans lequel se produiront les rayons X. Ces détonnateurs servent à faire varier l'intensité du courant lancé dans le tube et la fréquence des décharges ; ils sont mis en communication avec deux tiges horizontales isolées sur des pieds de verre et terminées à leur extrémité interne par une boule, à l'autre

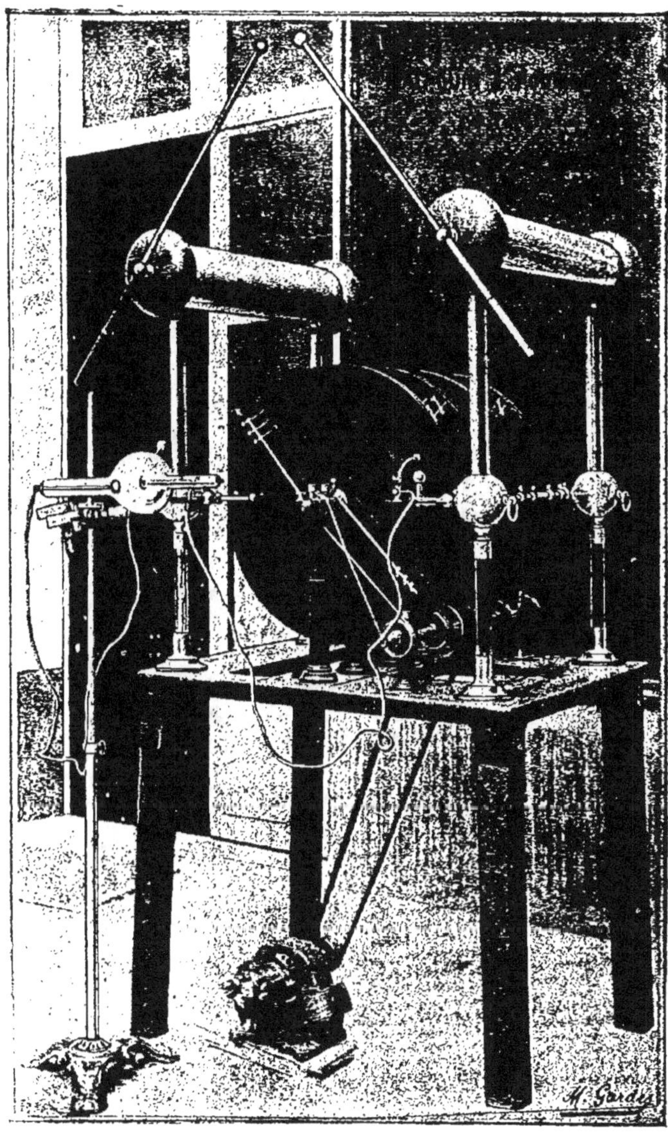

Fig 1. — Machine statique avec ses détonnateurs pour porte-tube et tube à rayon X.

par un manche qui permet de les écarter ou de les rapprocher l'une de l'autre.

L'une des tiges porte une graduation en centimètres qui permet d'apprécier la longueur de

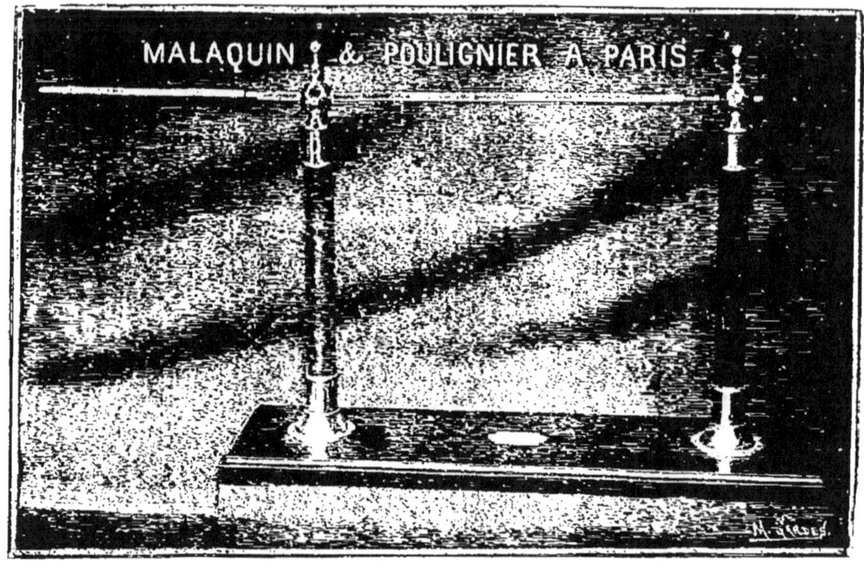

Fig. 2. — Spintermètre.

l'étincelle qu'on fait passer entre les deux boules. Cet appareil, destiné à certaines mensurations, porte le nom de *spintermètre (fig. 2)*.

La *bobine d'induction* connue sous le nom de Rumkhorff doit être assez puissante pour donner une étincelle bien nourrie de 25 centimètres de longueur au minimum. Les modèles

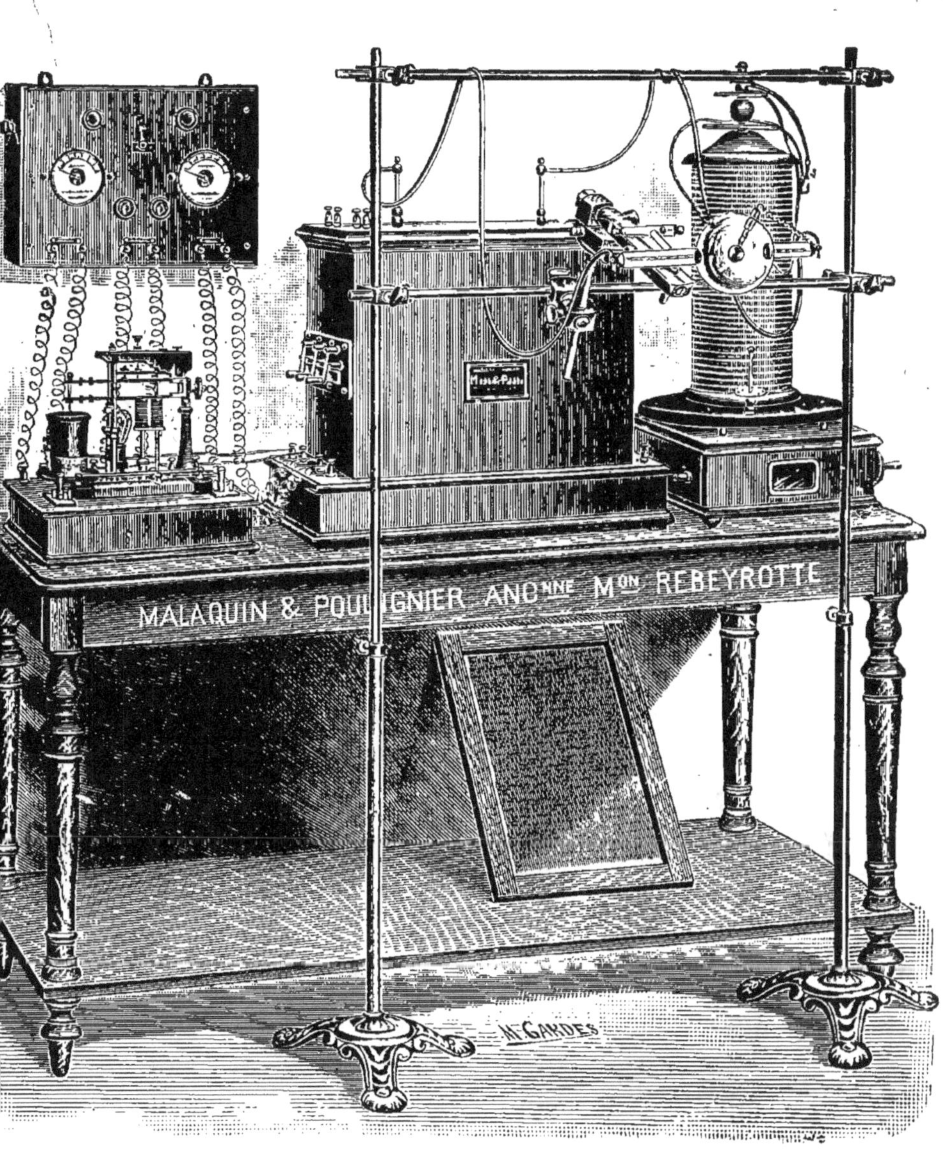

Fig. 3

actuels présentent sous ce rapport ainsi que sous celui du bon fonctionnement toutes les qualités désirables.

A la bobine doivent être adjoints un *interrupteur* et un *condensateur*.

L'interrupteur est comme le détonnateur de la machine statique destiné à régler la fréquence des décharges ; le condensateur en détermine la puissance (fig. 3).

L'interruption du courant se fait de deux façons suivant qu'on emploie des appareils magnétiques ou des appareils électrolytiques. Dans la première catégorie se rangent les interrupteurs à ressort genre Neef, ou à électro-aimants, genre Foucault et ses dérivés.

L'interrupteur de Neef ne convient que pour des courants de moins de 5 ampères, aussi l'a-t-on abandonné aujourd'hui pour les interrupteurs à mercure du type Foucault plus ou moins modifiés. Le principe reste le même : une tige verticale plonge dans le mercure d'un godet qu'on peut monter ou abaisser à volonté. La tige est suspendue à un levier dont l'extrémité fixe est supportée par une tige verticale oscillant sur une lame de ressort fixée au socle de la bobine.

La fréquence de l'interruption est réglée par une petite masse qu'on fait glisser plus ou moins haut sur la tige plongeante ou sur le levier, suivant les modèles. Dans certains d'entre eux, la tige plongeante est reliée à un petit moteur électrique dont la vitesse détermine le nombre des interruptions.

L'interrupteur électrolytique a été imaginé par Wenhelt. Il se compose d'une cuve de verre contenant une solution légèrement acidulée ; l'électrode négative est constituée par une large lame de plomb appuyée contre les parois de la cuve de verre, l'électrode positive par une tige métallique isolée portant à son extrémité inférieure une pointe de platine. Quand on lance le courant dans cet appareil il se produit une décomposition électrolytique de la solution saline donnant lieu à un léger dégagement de gaz autour de la tige de platine.Ce gaz oppose une résistance au courant bientôt suffisante pour l'empêcher de passer ; le courant se trouve alors interrompu mais le gaz montant rapidement dans le liquide le long de la tige de platine, la résistance cesse, le courant se rétablit, jusqu'à ce qu'un nouveau dégagement de gaz le coupe de rechef. Cette double opération se fait d'ailleurs très rapidement.

Le condensateur destiné à renforcer l'induc-

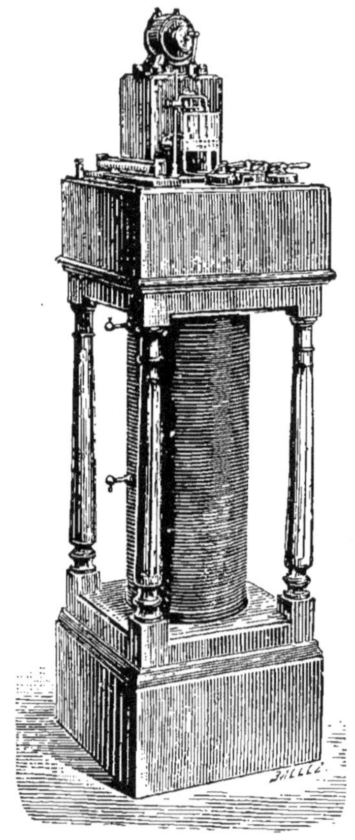

Fig. 4. — Transformateur Rochefort-Wydts modifié par
Ropiquet.

tion et à favoriser la brusquerie des interruptions du courant est composé d'un certain

nombre de feuilles d'étain séparées par un dié-lectrique (mica ou papier paraffiné). Suivant qu'on introduit dans le circuit un plus ou moins grand nombre de ces lames on augmente ou diminue la force de l'induction. Le condensateur est donc un appareil de réglage.

La bobine doit être munie, comme la machine statique, d'un *spintermètre*.

Il y a deux types de transformateurs ceux à circuit magnétique ouvert, ceux à circuit magnétique fermé (fig. 6).

Le premier modèle de transformateur à circuit magnétique ouvert a été construit par MM. Rochefort et Wydts. Il se distingue des bobines de Rumkhorff, par son isolant pâteux et l'accouplement des fils du secondaire. Il faut, pour l'actionner, un interrupteur et un condensateur. On peut, comme aux bobines, y annexer un spintermètre en dérivation sur les fils qui joignent les bornes au tube à vide. Les deux modèles d'interrupteurs qui servent dans ce cas sont l'interrupteur oscillant (à électro-aimant) et un interrupteur à moteur (fig. 4).

C'est M. Gaiffe qui a le premier introduit les transformateurs à circuit magnétique fermé dans la composition des appareils radiogènes.

Mais ils ne peuvent s'employer que sur un courant alternatif. Le circuit secondaire du transformateur est relié aux armatures internes

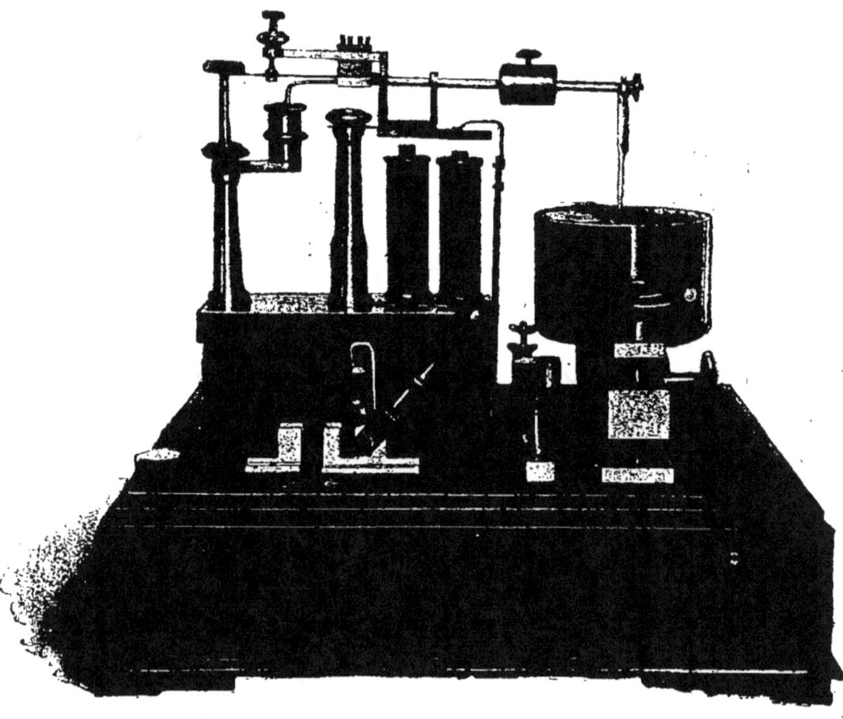

Fig. 5. — Interrupteur oscillant à garde liquide (modèle Rochefort).

de condensateurs de capacité déterminée; les condensateurs sont reliés par un éclateur entre les boules duquel se fait la décharge. Un appa-

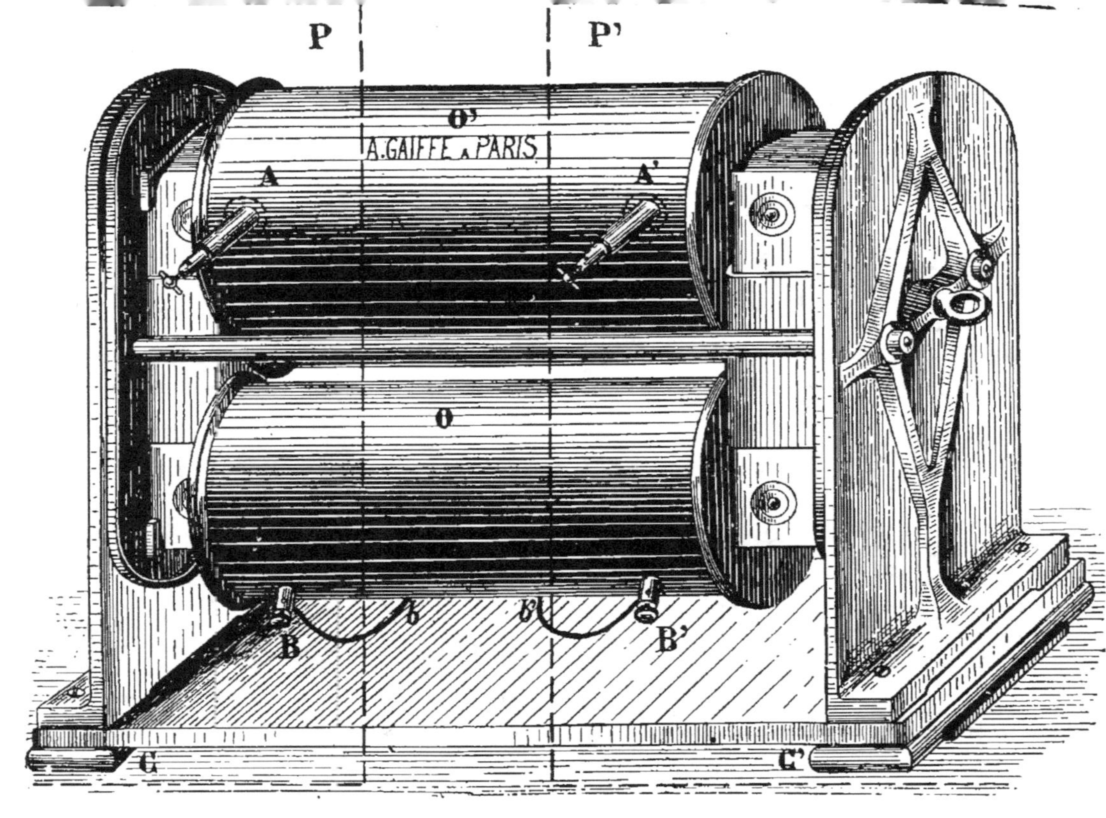

Fig. 6. — Transformateur de Gaiffe.

reil de garde constitué par des résistances liquides et un condensateur absorbe les ondes de retour des courants de haute fréquence qui se produisent pendant les décharges ce qui garantit l'appareil contre les chances d'accident ; l'éclateur est relié par des fils isolés au tube à vide et il est facile d'intercaler sur le trajet de ces fils un *galvanomètre* qui sert à mesurer l'intensité du courant qui passe dans le tube.

Ce dispositif pour diverses raisons que nous exposerons plus loin constitue un progrès très sensible dans l'outillage électrique médical (fig. 6).

Un modèle plus simple et par conséquent moins coûteux vient d'être créé par MM. Malaquin et Poulignier ; il donne au point de vue du rendement et du fonctionnement les mêmes garanties.

Choix du générateur d'électricité. — Pour fixer son choix sur un de ces générateurs le médecin doit tenir compte de certaines conditions : source électrique destinée à alimenter le générateur ; espace disponible dans le local choisi ; usage principal de l'appareil.

En effet, les bobines et transformateurs ne

fonctionnent qu'à la condition d'être alimentés par une source d'électricité extérieure : batterie de piles ou d'accumulateurs, ou usine d'éclairage ou de force motrice électriques.

Seule la machine statique se fournit à elle-même son électricité. Il suffit qu'une personne quelconque fasse tourner les plateaux pour que l'appareil fonctionne, ce qui en facilite le transport au domicile des blessés ou malades à examiner et le docteur Beclère a pu dire avec juste raison que ce générateur est par excellence celui du médecin de campagne. M. Drault a imaginé un dispositif qui sous ce rapport est tout à fait commode.

Malheureusement, la machine statique est un peu capricieuse, son débit est fortement influencé par l'état hygrométrique de l'air, qui peut en modifier le rendement dans des proportions sensibles. Mais ce n'est là qu'un inconvénient secondaire auquel il est assez facile de remédier. La machine statique a le grand avantage de fournir au tube un éclairage d'une remarquable fixité, qui en rend l'usage particulièrement agréable.

Avec la bobine ou le transformateur, il est indispensable de se servir d'une batterie de piles ou d'accumulateurs ou du courant provenant d'une usine d'éclairage ou de force motrice.

Cela complique l'appareillage, s'il doit être transporté. La batterie de piles, en tous cas, ne convient qu'à une installation de cabinet. Quelque perfectionnées qu'elles soient à l'heure actuelle, elles demandent une grande surveillance et seront utilisées de préférence pour charger des accumulateurs. Ceux-ci, en effet, surtout certains modèles, tels que les *compound*, se transportent aisément, à condition d'être aménagés dans une boîte spéciale. Ils ont l'inconvénient que leur charge diminue assez vite, s'ils n'ont qu'une capacité moyenne de 40 à 60 ampères-heure, la seule compatible avec le transport. Ils peuvent donc servir pour deux ou trois opérations dans une journée et doivent ensuite être rechargés.

Le courant provenant d'une usine d'éclairage ou de force motrice ne peut être employé que dans une installation fixe. Il présente l'avantage d'une intensité toujours identique à elle-même, ce qui permet d'opérer toujours avec un courant de même force. Mais comme ce courant est trop fort pour les appareils employés, il faut le modérer à l'aide d'un *rhéostat* qui absorbe le surplus de l'énergie nécessaire.

On peut, dans ces cas, utiliser ce surplus pour charger une batterie d'accumulateurs, sur laquelle est montée la bobine ; c'est même un dispositif excellent quand l'usine fournit du courant continu. Mais cela surélève la dépense d'installation. Cette organisation convient donc surtout aux médecins, qui peuvent se trouver dans la nécessité de transporter leurs appareils avec eux.

Il faut aussi tenir compte de la forme du courant fourni pour l'interrupteur qu'il y aura lieu de joindre à la bobine ou au transformateur. Si c'est du courant continu, tous conviennent, si c'est de l'alternatif, il n'y a que l'interrupteur de Wenhelt qui soit vraiment pratique. L'interrupteur à diapason de Chabaud, avec transformateur de décalage, peut aussi s'employer. Mais si on doit se servir de l'appareil au dehors, il est indispensable d'adjoindre au matériel une batterie d'accumulateurs qui servira dans ces circonstances.

Sur le courant alternatif le nouveau dispositif de Gaiffe et celui de Malaquin et Poulignier sont les meilleurs.

Sur le courant continu, il faut adjoindre à l'appareil un alternateur qui en élève sensiblement le prix et, quant à présent, il n'est pas d'un transport facile, à cause de son poids et de son très grand volume.

Pour l'installation sur accumulateurs, le transformateur Rochefort est le plus pratique des appareils, par ce qu'il demande à rendement égal une batterie d'un tiers moins puissante qu'une bobine ordinaire. Sa lumière est aussi, comme celle du transformateur de Gaiffe, plus fixe, moins fatigante pour l'œil que celle de la bobine.

Pour ce qui concerne l'espace disponible, on peut dire que l'appareil de Drault, ainsi que les bobines et les transformateurs de Rochefort, de Malaquin et de Poulignier sont les instruments qui tiennent le moins de place, tandis que les grandes machines statiques ou le nouvel appareil de Gaiffe ont un volume plus considérable.

La lumière fournie par les machines statiques est, nous l'avons dit, d'une fixité remarquable, ce qui en rend l'usage très agréable pour la radioscopie, surtout lorsque le médecin doit examiner, pour ainsi dire sans interruption, une série de malades, ainsi que cela arrive dans les services hospitaliers ou dans les cliniques.

De plus, l'action nuisible des rayons X sur la peau ou les yeux est moins forte qu'avec les autres générateurs, ce qui permet de simplifier les mesures de précaution.

Avec les nouveaux transformateurs, la lumière est aussi très égale, sans scintillement.

Tubes de Crookes. — Le choix du tube est loin aussi d'être indifférent; il doit être basé sur la force du générateur électrique et dans une certaine mesure sur l'usage auquel il est destiné.

Le type le plus simple est composé d'une ampoule de verre, à air raréfié au un millionnième d'atmosphère environ et muni de deux électrodes, l'*anode* qu'on met en communication avec le pôle positif du générateur électrique, la *cathode* qu'on relie au pôle négatif.

Chacune de ces électrodes est terminée par un miroir légèrement concave, c'est en frappant sur celui de l'anode que les *rayons cathodiques* s'arrêtent et se transforment en rayons X (fig. 7).

Actuellement et pour faciliter l'emploi de ces

2.

derniers, on ajoute au tube (dit alors *bianodique*) une seconde anode munie d'un miroir

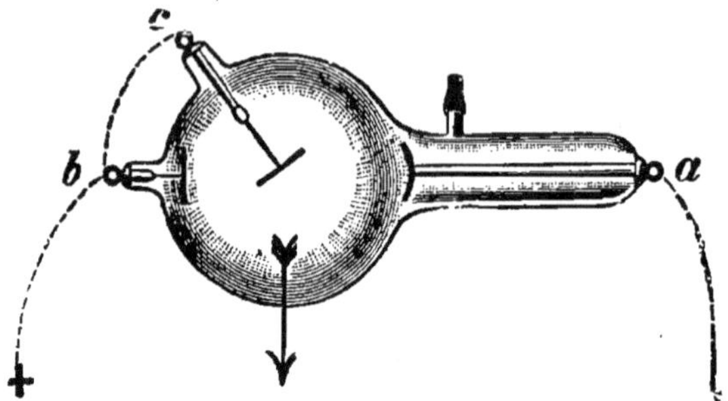

Fig. 7. — Transformateur de Gaiffe.

incliné à 45° sur le grand diamètre de l'ampoule.

Il résulte de cette disposition que les rayons X qui se fixent sur ce miroir sont renvoyés sous la forme d'un cône lumineux dans une direction à peu près perpendiculaire à la sienne.

Lorsqu'un tube ainsi disposé fonctionne bien, il est divisé en deux hémisphères séparés par le plan du miroir anodique incliné, dont l'un situé du côté de la cathode s'illumine et prend une teinte vert clair dans les ampoules en verre, bleue dans celles en cristal, tandis que l'autre reste incolore ; c'est dans l'hémisphère illuminé que sont les rayons X.

La production de ceux-ci étant d'autant plus intense que le métal du miroir anodique a un poids atomique plus élevé, on a avantage à prendre pour la radiographie et la radioscopie des tubes à miroir de platine iradié, pour la radiothérapie des tubes à miroir d'aluminium. En traversant le verre de l'ampoule, les rayons X perdent un peu de leur intensité, mais en pratique cela est négligeable.

Trois conditions font varier son fonctionnement et la rendent plus ou moins propre à l'usage qu'on veut lui demander : *l'état électrique, l'échauffement, la métallisation*. L'état électrique dépend de la résistance que le gaz raréfié oppose au passage du courant; celle-ci augmente avec le degré de vide; si celui-ci atteint le vide barométrique, le courant ne passe plus; mais dans les limites compatibles avec le passage de la décharge on a observé que les rayons X sont d'autant plus nombreux et plus pénétrants que la résistance est plus grande. La conséquence pratique de cet état de choses est la suivante : quand les rayons X sont peu abondants et faibles, les corps ordinairement transparents deviennent opaques ou seulement demi-translucides et les images apparaissent sur l'écran ou les plaques photographiques très foncées et sans détails. Si on examine, par exemple, un avant-bras, les os se distingueront à peine des masses musculaires et il est difficile d'apercevoir les espaces interarticulaires ; si la résistance est très grande, les rayons traversent les corps qui, dans les conditions normales, sont opaques ; alors leur image devient grise et aussi sans détails. Examinons un avant-bras avec un tube dans cet état, nous ne verrons plus rien des masses musculaires, mais les os mêmes sont traversés et donnent une image d'un gris pâle, terne, qui permet bien de voir la silhouette de leur forme générale, mais aucun détail de leur structure.

Or, dans les conditions normales de fonctionnement du tube, l'examen de l'avant-bras doit montrer très nettement le squelette avec au centre des os longs, une bande claire représentant le canal médullaire et même sur les bons clichés, la structure différente de la substance dure et de la substance molle des os. Les interlignes articulaires sont alors parfaitement clairs. Quand la résistance du tube est au-dessous de la normale on dit qu'il est *mou*, quand elle est au-dessus qu'il est *dur*.

L'échauffement résulte de la chaleur que dégage le miroir anodique qui rougit pendant la marche.

La métallisation est due à la projection contre le verre de parcelles infinitésimales du métal du miroir cathodique qui s'y fixent et lui donnent une coloration noire. La métallisation durcit le tube et rend le verre moins transparent aux rayons X. Ce phénomène se produit beaucoup moins rapidement avec les miroirs d'aluminium.

On empêche l'échauffement qui durcit aussi le tube, soit avec des miroirs plus épais (ampoules Drisler), soit en plaçant au-dessus de l'anode un petit réservoir d'eau, qui absorbe la chaleur du miroir. C'est ce qu'on appelle les *tubes à anticathode refroidie.* Ce système n'est pas très pratique parce qu'il gêne l'opérateur pour modifier l'orientation de l'ampoule.

Il n'y a pas de remède à la métallisation. Lorsqu'elle est trop considérable, le tube est devenu inutilisable ; mais il faut pour cela qu'il ait travaillé pendant de longues heures, quelquefois plusieurs années. La métallisation n'est donc pas très redoutable.

Il est indispensable, avant d'opérer, de vérifier l'état de vide du tube pour le modifier au besoin.

Procédés de régularisation de fonctionnement du tube. — Il existe plusieurs moyens de vérifier l'état du tube et de le ramener au degré de vide voulu :

1° *La mesure de l'étincelle équivalente*. — On donne ce nom à l'étincelle minima éclatant entre les deux boules du spintermètre, une fois le courant établi. L'étincelle est d'autant plus longue que le vide du tube est plus parfait. La mesure de cette étincelle donne donc une idée approximative de la force de pénétration des rayons X et quand on a repéré sur des radiographies le temps de pose nécessaire avec une longueur donnée d'étincelle, ce procédé suffit.

2° *Voltage du courant primaire*. — La force du courant augmente avec la résistance de l'ampoule ; mais ce procédé n'est utilisable qu'avec les bobines ou les transformateurs à circuit magnétique ouvert.

3° *Le galvanomètre*. — Dans le nouveau dispositif de Gaiffe, il y a dans le circuit qui relie l'altérateur au tube un galvanomètre indiquant en milliampères l'intensité du courant qui traverse l'ampoule et par conséquent les variations de la résistance de celle-ci, s'il s'en produit.

Or, le tube en fonctionnant change presque toujours d'état au bout de quelques minutes ; le plus souvent il durcit, quelquefois au contraire il mollit. Dans les deux cas, les images deviennent différentes de ce qu'elles étaient auparavant, ce qui les rend plus difficilement comparables entre elles pendant la radioscopie et change les temps de pose pour les radiographies.

On a donc imaginé des moyens de ramener l'ampoule au degré voulu et toujours à peu près identique pour une opération déterminée, en se servant de *Régulateurs*. Il en existe plusieurs modèles.

Le *régulateur chimique*. C'est un petit réservoir en verre, contenant un mince fragment d'une substance susceptible de dégager du gaz lorsqu'on la chauffe.

Ce réservoir est scellé à un diverticule placé près de la cathode du tube.

Le *régulateur électrique*. Dans un réservoir

soudé au voisinage de la cathode sont fixées deux tiges dont l'une porte un sel susceptible de laisser échapper du gaz sous l'influence du passage du courant électrique (fig. 8).

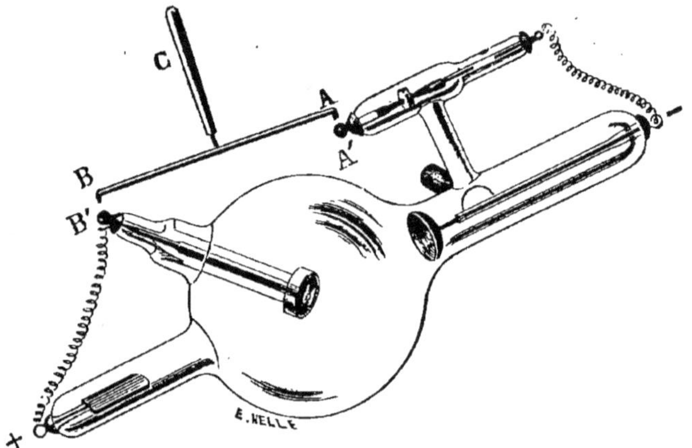

Fig. 8.— Tube à régénérateur électrique (Drissler).

Lorsque le tube durcit on fait, à l'aide d'une tige métallique montée sur un manche isolant, passer le courant de l'anode à l'un des pôles du réservoir. L'étincelle de décharge échauffe en passant, le sel qui cède son gaz et le tube mollit peu à peu.

L'osmo-régulateur. Ce système imaginé par Villard est basé sur la propriété qu'a le platine incondescent de se laisser traverser par l'hydrogène des flammes par osmose.

L'osmo-régulateur est constitué par un mince cylindre de platine scellé au tube, fermé à son

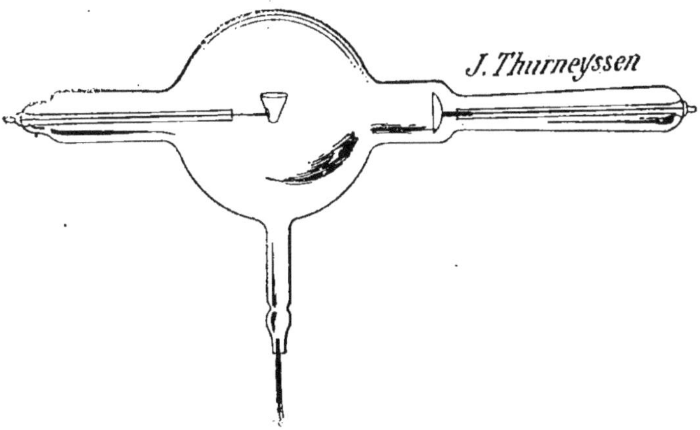

Fig. 9. — Tube Chabaud à osmo-régulateur de Villard.

extrémité extérieure par une petite sphère, ouvert au contraire par son autre bout dans l'ampoule.

Lorsqu'on chauffe l'extrémité extérieure du cylindre, l'hydrogène de la flamme passe dans l'ampoule.

Quand le vide est ramené au degré voulu on cesse de chauffer, la porosité du platine cesse, et l'hydrogène reste enfermé. Si l'ampoule est trop molle il faut au contraire faire sortir du gaz.

On chauffe alors le cylindre indirectement

par l'intermédiaire d'un manchon de platine dont on le recouvre et qui sert d'écran pour arrêter l'hydrogène développé par la flamme,

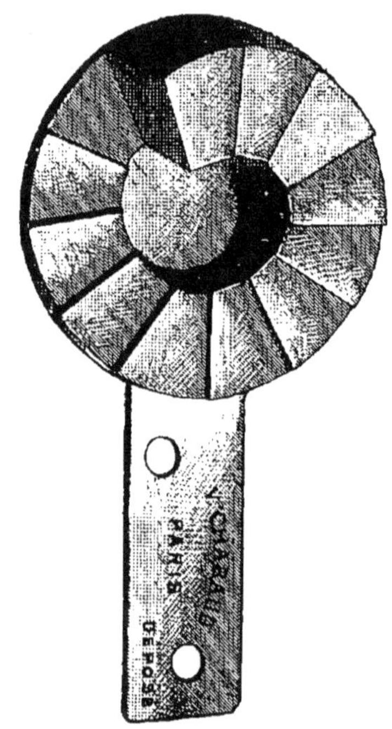

Fig. 10. — Radiochromomètre de Benoist.

sans quoi celui-ci remplacerait le gaz qui s'échappe du tube par le cylindre rendu poreux par la chaleur.

Moyens d'apprécier la force de pénétration des rayons X. — Mais il ne suffit pas, pour faire de la radioscopie ou de la radiographie précise et surtout pour la radiothérapie, de connaître approximativement, par l'image donnée sur l'écran, la force de pénétration, l'*intensité* des rayons de Röntgen, on emploie pour cela le *radiochromomètre* de Benoist (fig. 10).

Cet appareil est composé d'un disque sur la circonférence duquel sont disposés en forme de secteurs égaux des corps d'opacité décroissante. Au centre est un disque d'argent. Sur la surface extérieure s'applique un disque de plomb perforé d'une ouverture en forme de secteur et égale aux secteurs du radiochromomètre.

En appliquant celui-ci sur l'écran et en faisant ensuite tourner le disque de plomb jusqu'à ce que son ouverture arrive sur le secteur qui donne le même éclairement que le disque central d'argent, on apprécie très exactement l'intensité des rayons X. On peut donc pour une opération donnée, savoir si elle est au-dessus ou au-dessous de la normale.

La double mensuration de l'intensité du courant et de l'intensité de la lumière a un emploi un peu différent. La première est très pratique pendant les examens radioscopiques car elle permet d'apprécier. rapidement la cause des changements d'éclairement de l'écran et des images qui s'y projettent et d'y remédier immédiatement à l'aide des moyens que nous avons indiqués. La seconde est plus spécialement utile pour la radiographie parce qu'elle permet d'amener le tube à un état toujours identique pour une région donnée et d'opérer avec le même temps de pose si toutes les autres conditions sont égales.

En radiothérapie, il est nécessaire, pour éviter la radiodermite, de mesurer la quantité de rayons absorbée par la peau. Il existe pour cela deux procédés, celui de Holzknecht, celui de Sabouraud et Noiré. Le premier est fondé sur la propriété qu'a une solution titrée de chlorure de sodium et de sulfate de soude chimiquement purs, de se colorer plus ou moins en jaune, sous l'influence des rayons de Röntgen. On place donc sur la peau, dans un godet au voisinage de la région à traiter, un peu de cette solution et on compare la coloration obtenue à la fin de la séance à celle d'autres parties de la même solution, préalablement soumises à l'influence des rayons X et placées dans 12 godets qui représentent en degrés nommés H par leur auteur, l'échelle d'absorption. Chaque godet porte un chiffre indiquant le nombre d'unités correspondant à la coloration du liquide qu'il contient. Ce procédé cependant n'est pas absolument parfait, parce que le virage de la solution continue alors même que les rayons X n'agissent plus ; il faut donc attendre un certain temps avant de faire la comparaison.

Sabouraud et Noiré emploient de petites rondelles de papier au platinocyanure de baryum qu'on place à 8 centimètres de l'anticathode, la peau du sujet en étant à 15. Le platinocyanure de baryum vire sous l'influence des rayons X, mais il dévire rapidement sous l'action de la lumière, ce qui oblige à opérer dans l'obscurité. L'échelle de comparaison donne 3 teintes : la 1re est celle du papier non viré ; la 2e, celle du papier viré après absorption d'une quantité de rayons égale à 4 H de Holzknecht et au premier effet thérapeutique utile ; la 3e, celle que fournissent 5 H 1/2, c'est-à-dire la dose où les rayons commencent à devenir dangereux.

Contremoulins a inventé un appareil donnant en même temps l'intensité des rayons X et leur quantité ; mais on ne le trouve pas chez les constructeurs.

Nous avons donc maintenant à notre disposition tous les appareils de mesure nécessaires pour opérer dans de bonnes conditions, avec toutes les garanties désirables pour la sécurité des malades.

Ecrans. — Le dernier des appareils indispensables pour compléter l'outillage, est l'écran fluorescent qui sert à la radioscopie. Les meilleurs sont composés d'une feuille de carton noire sur une de ses faces et enduite sur l'autre d'une mince couche de platinocyanure de baryum. Cette couche est généralement protégée contre les poussières de l'air par une mince feuille de celluloïd complètement translucide aux rayons X, et maintenue appliquée sur l'écran par un cadre en bois noir.

L'exposition prolongée de celui-ci devant l'ampoule en activité, brunit le platinocyanure de baryum et le rend moins transparent. Mais pour lui rendre ses qualités premières de couleur et de translucidité, il suffit d'exposer l'écran, pendant qu'il ne sert pas, à la lumière du jour.

Accessoires utiles. — Pour compléter

l'outillage, il faut un certain nombre d'accessoires, les uns indispensables pour relier entre
elles les différentes pièces de l'appareil à rayons
X ; les autres, plus ou moins utiles, suivant
l'emploi auquel le praticien destine son
matériel.

1º Pour alimenter le générateur d'électricité,
si on se sert d'une machine statique, on peut
se contenter de la faire tourner à la main par
aide, mais il est plus commode, dans le cabinet
tout au moins, de l'actionner au moyen d'un
moteur quelconque, à gaz, à pétrole ou électrique. Ce dernier empruntera l'électricité nécessaire à une batterie de piles ou d'accumulateurs,
ou à un secteur d'éclairage. Avec ce dernier,
il y a lieu d'intercaler entre la prise de courant
et le moteur, un *rhéostat* qui sert à en gra-
duer la vitesse et par conséquent celle des
plateaux de la machine.

De même avec les bobines ou les transformateurs, le courant amené dans le circuit primaire se règle avec un rhéostat. Il est bon alors
d'intercaler entre ce dernier et l'appareil un
galvanomètre indiquant l'intensité utilisée.
Ces accessoires, rhéostat, galvanomètre, com-
mutateur de mise en marche, d'arrêt, de ren-

versement de courant ; appareil pour la charge
des accumulateurs sont généralement rassem-

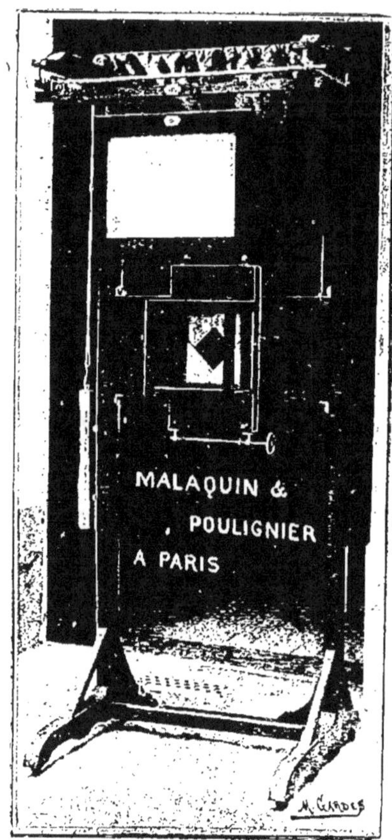

Fig. 11. — Chassis radiographique du docteur Béclère.

blés sur un tableau de distribution fixé au mur,

ou installés sur le meuble portant l'appareil à rayons X.

3º Pour se servir des rayons X, il faut un support d'ampoule et un support d'écran. Ce dernier peut, il est vrai, être tenu à la main, mais il est préférable de le fixer sur un support qui permet de le déplacer dans le sens vertical et dans le sens horizontal, suivant les besoins de l'examen. Il existe deux modèles très pratiques, celui de Londe et celui du docteur Beclère (fig. 11), qui portent à la fois l'ampoule, l'écran et un diaphragme, iris en plomb dont le rôle consiste à localiser l'éclairage sur la région à examiner. Le support de Londe a, sur celui du docteur Beclère, l'avantage de servir pour tous les usages : radioscopie, radiographie et radiothérapie. Des vis de réglage garantissent sa verticalité ; son poids, sa fixité.

Il faut enfin un siège et un lit pour placer le malade. Le siège sert principalement pour la radioscopie de la tête, du thorax et des membres supérieurs ; le lit, pour la radioscopie de l'abdomen et des membres inférieurs et pour la radiographie de toutes les régions.

Le siège doit permettre de faire pivoter le malade sur son axe vertical ; un simple tabouret de piano convient parfaitement. On peut, comme le conseille le docteur Berclère, remplacer le siège ordinaire de celui-ci par une pièce en forme de selle de bicyclette parce que celle-ci permet l'extension complète des cuisses sur le bassin et laisse aux mouvements du diaphragme toute leur liberté.

Pour les malades qui ne peuvent quitter le décubitus horizontal aussi bien que pour la radiographie il faut un lit dont le fond peut être en toile, en cuir, en bois ou en aluminium.

L'ampoule se place alors au-dessous du fond du lit, soit avec le support de Londe, soit à l'aide d'un cadre horizontal semblable à celui du chassis porte-ampoule de Béclère. Pour cet usage, nous pouvons encore recommander le lit du docteur Guilleminot, la table radiographique de Gaiffe, celle de Destot ou notre modèle personnel.

Pour la radiographie, nous recommanderons également le fauteuil de Radiguet qui a l'avantage de tenir peu de place et de permettre de placer plaque et ampoule dans le plan vertical ou dans le plan horizontal, suivant les besoins.

Ces meubles conviennent aussi pour la radiothérapie.

Pour cette dernière, ainsi que pour certaines opérations radiographiques, on emploie des compresseurs. Ils se composent d'un cylindre creux de 10 centimètres de diamètre sur 20 centimètres de longueur, formé d'une feuille métallique, de cuivre ou de plomb, de 1 à 2 millimètres d'épaisseur, enduite extérieurement d'une substance isolante. L'extrémité qui entre en contact avec la peau du malade, est bordée d'un bourrelet de substance isolante, l'autre extrémité est entourée d'une planchette qui se fixe sur le porte-ampoule.

Quand on veut obtenir facilement de belles radiographies du thorax ou du bassin le *radio-condenseur* de Radiguet rend de grands services

Appareils de précision. — Les méthodes de précision sont utilisées pour la recherche des corps étrangers, pour les mensurations des bassins rétrécis, des déviations de la colonne vertébrale et de quelques organes : le cœur ou les gros vaisseaux du thorax notamment.

Pour la recherche des ces corps étrangers il existe deux catégories de méthodes. Dans la première on prend une seule image du corps

étranger en même temps que celle d'un objet
de métal choisi comme repère : chaînette, cercle
en forme de méridien, fils entrecroisés. Le matériel ordinaire suffit alors.

Dans la seconde, on utilise des rayons entrecroisés. Beaucoup de chirurgiens se contentent
de deux images prises à l'aide de rayons se coupant à angle droit. Dans ce cas, le matériel ordinaire suffit encore.

Les autres font prendre leurs images avec
des rayons arrivant sous des incidences déter-
minées, mais cela nécessite un certain nombre
de moyens adjuvants : les plus simples consis-
tent à marquer sur la peau avec un indice adhé-
sif en métal, le point d'entrée et le point de
sortie des rayons utilisés, ou à construire des
graphiques à l'aide de distances calculées ou à
mesurer ces distances avec diverses règles gra-
duées.

La radio stéréoscopie constitue un procédé
à la fois plus simple et plus exact. Mais elle
nécessite un chassis et un support spéciaux, et
un stéréoscope de Caze (fig. 12, 13 et 14).

Enfin, il y a les méthodes qui reproduisent

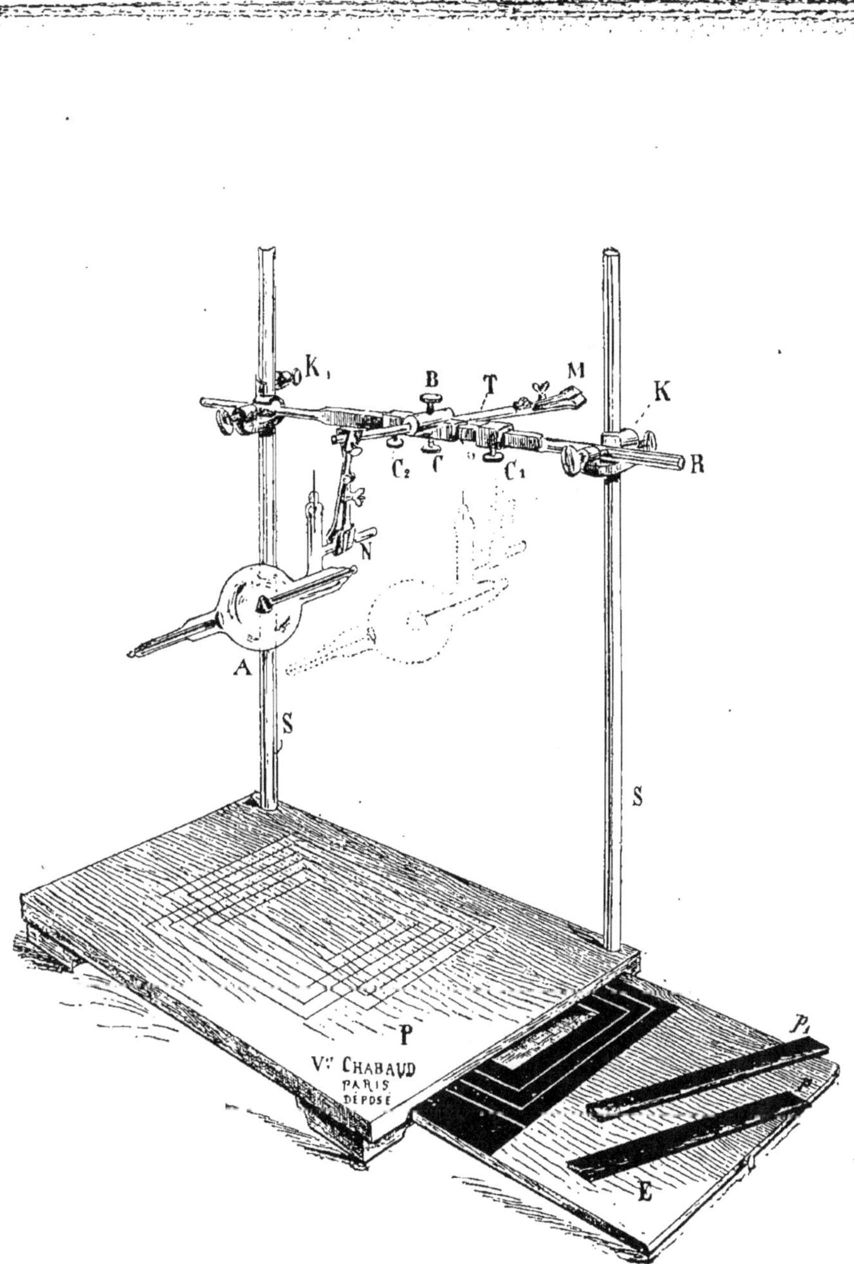

Fig. 12. — Appareil pour la radiographie stéréoscopique.

par des fils ou tiges métalliques le trajet des rayons qu'on a utilisés. Parmi ceux-ci l'appareil de Remy est de tous le plus pratique. Il se compose des pièces suivantes : une tige rectiligne creuse ayant une encoche à chacune de ses extrémités ; une mâchoire dans laquelle s'introduit la tige, avec un collier qui porte un bras auquel est fixé tout un système de serrage et un petit taquet de repérage ; une pièce inférieure contournée munie d'un viseur et d'une branche carrée sur laquelle glissent deux taquets ; un support avec pince à ampoule s'adaptant à la branche carrée ; une pièce en forme d'arc portant en son milieu la pince à châssis photographique et deux masses perforées, un charriot à tige ; la planchette à rayons X, avec deux curseurs à bagues et deux aiguilles ; un collier qui supporte l'écran ; enfin une pièce intermédiaire qui se monte sur l'appareil quand on ne se sert pas de l'arc.

Pour les mensurations du bassin il faut ajouter au matériel radiographique la règle de Fabre.

Pour les mensurations d'organes, il faut un indicateur d'incidence : cadre de bois simple ou double portant des fils croisés, qui se place devant l'ampoule.

Les manipulations relatives à ces deux appareils sont indiquées aux chapitres suivants.

Pour terminer, nous avons encore à citer l'endodiascopie du docteur Bouchacourt. Elle se pratique au moyen d'ampoules spéciales montées dans une gaine métallique portant une borne qui permet de relier le tube à la terre et de le tenir à la main.

CHAPITRE III

MANIPULATIONS RADIOSCOPIQUES ET RADIO-
GRAPHIQUES. — INDICATIONS GÉNÉRALES DE
LA RADIOSCOPIE ET DE LA RADIOGRAPHIE

Pour retirer de la radioscopie ou de la radiographie tous les renseignements qu'il est en droit d'en attendre, le praticien doit d'abord s'habituer au maniement de ses appareils, puis étudier les images normales de toutes les régions du corps qu'il est appelé à examiner, les anomalies possibles et compatibles avec l'état physiologique, et enfin les altérations pathologiques.

Il faut, avant de commencer l'examen radioscopique, la radiographie ou la radiothérapie, s'assurer que toutes les connexions sont bien établies entre la source d'électricité, le générateur du courant de haute tension et le tube de Crookes. Ceci fait, mettre le générateur en activité en augmentant progressivement l'in-

tensité du courant jusqu'au moment où l'ampoule s'illumine ; écarter alors la boule de la
tige mobile du spintermètre qui doit, au début
de l'opération, être à 2 ou 3 centimètres de la
boule fixe, jusqu'à ce que l'étincelle équivalente cesse de se produire. Suivant l'écart obtenu l'étincelle est trop longue (7 à 8 centimètres), l'ampoule est trop dure, ou l'étincelle
est trop courte (2 à 3 centimètres), l'ampoule
est trop molle. Dans le premier cas, il faut
faire rentrer du gaz en chauffant le réservoir
(ampoule à régénérateur chimique), le cylindre
de platine (osmorégulateur), ou en faisant passer l'étincelle électrique (ampoule autorégable).
Dans le second cas, il faut faire sortir du gaz
soit en chauffant le tube lui-même, soit en le faisant travailler quelque temps avec un courant
lancé par intermittences, soit en chauffant le
cylindre externe mobile de l'osmorégulateur.
Après quelques minutes de tâtonnements, le
réglage est fait (étincelle équivalente de 4 à
6 centimètres), et on peut la vérifier soit en
appliquant la main contre l'écran, soit, ce qui
est mieux, avec le radiochromomètre. Ce réglage une fois fait, l'appareil peut être arrêté
pour disposer convenablement le patient à exa-

miner ou à traiter ou la plaque photographique ; lorsqu'on remettra l'appareil en marche, tout sera resté dans le même état et cela suffira pour les courtes poses de la radiographie et de la radiothérapie. Pendant la radioscopie, il est souvent nécessaire de modifier, au cours de l'examen, l'état de l'ampoule, afin de varier l'éclairement de certaines parties et de les bien mettre en valeur ; il est bon pour cela que les appareils de réglage soient à portée de la main de l'opérateur.

Il est nécessaire aussi que les positions réciproques du tube, du malade et de l'écran puissent être facilement modifiées afin d'obtenir une image aussi exacte que possible de l'organe examiné. Le tube doit être capable d'une triple mobilité d'avant en arrière (déplacement axial), de haut en bas (déplacement vertical), de gauche à droite ou inversement (déplacement latéral). Le cadre de Guilleminot convient très bien à cet usage. Pour avoir une image nette, il est nécessaire que l'écran soit aussi près que possible de la région examinée ; pour qu'elle soit de dimensions exactes, que le rayon axial (rayon normal) de l'ampoule frappe perpendiculairement la surface de l'écran, car l'image est d'autant plus défigurée que la direction des rayons est plus oblique.

La radioscopie nécessite aussi la mobilité du malade, d'où la nécessité de l'examiner soit debout, soit sur un siège à pivot. Ce n'est que lorsque l'état du malade l'exige absolument qu'on l'examine étendu.

Pour désigner les positions que le malade peut occuper par rapport à l'écran, on a adopté des dénominations invariables imitées de celles des accoucheurs et basées sur la face du malade tournée du côté de l'écran :

Positions directes.	Frontale ou antérieure.......... PF.
	Occipitale ou postérieure....... PO.
Positions obliques.	Postérieure gauche............. PPG.
	Postérieure droite.............. PPD.
	Antérieure gauche............. PAG.
	Antérieure droite.............. PAD.
Positions transverses.	Gauche...................... PTG.
	Droite....................... PTD.

En radiographie, le malade ne peut se prendre que couché sur le dos ou sur le côté, les positions obliques s'obtiennent par l'orientation de l'ampoule et de la plaque. Pour les radiographies de parties légères (mains, avant-bras, bras, pied, jambe), on peut se contenter d'envelopper la plaque sensible de deux feuilles de papier noir dit papier aiguille. Il vaut mieux cependant la mettre dans un bon chassis avec ou sans lame de plomb, le rôle de cette dernière ne nous paraissant pas suffisamment justifié. Avant d'apporter la plaque, l'appareil doit être réglé à l'intensité voulue. Il faut prendre des plaques rapides au gélatino-bromure d'argent, ou des plaques à l'iodobromure.

Sur les temps de pose, nous ne pouvons donner que des conseils de valeur très relative, car celui-ci dépend du générateur électrique employé, de la distance de l'ampoule à la plaque, de la région à radiographier. Chaque opérateur les déterminera lui-même en notant pour chaque région, et suivant l'état de maigreur ou d'embonpoint du sujet, les temps employés pour les premières épreuves et les résultats obtenus.

Pour fournir un aperçu, nous donnons ici quelques temps :

Machine statique à 8 plateaux de 50 centimètres. Ampoule à 1 mètre.

Bassin d'adulte	6' à 8'
Tête	8' à 10'
Thorax...............	5' à 6'
Epaule	4' à 5'
Genou...............	2'5'' à 3'

| Pied | 2' à 2'5" |
| Main | 50" à 1' |

Transformateur Rochefort, 50 centimètres d'étincelle. Ampoule à 1 mètre.

Bassin d'adulte	4' à 6'
Thorax	3' à 4'
Tête	4' à 5'
Epaule	2' à 2'5"
Genou	1'5 à 2'5"
Pied	1'5" à 2'
Main	30" à 1'

Les plaques se développent comme pour la photographie ordinaire, avec cette particularité cependant que le cliché doit toujours être poussé à fond, c'est-à-dire jusqu'au moment où à travers le bain on ne distingue plus d'image. C'est le meilleur moyen d'avoir tous les détails utiles, si le cliché a été pris dans de bonnes conditions. Il ne faut pas trop compter sur les résultats du renforcement ou de l'affaiblissement en cas de pose trop courte ou trop longue. Le mieux est d'arriver à la pose exacte pour une intensité de lumière donnée, ce qui est relativement facile après quelques essais. Pour le tirage sur papier, on emploie soit les papiers au citrate, soit ceux au gélatino-bromure d'argent, qui sont plus rapides, mais ils sont aussi d'un maniement plus difficile, et demandent une certaine pratique de la photographie. Les épreuves sur papier au citrate seront toujours tirées un peu foncées, parce qu'elles perdent de leur vigueur dans les bains de virage. D'ailleurs, on trouve dans les traités de photographie tous les renseignements nécessaires à ces diverses opérations. La seule avec laquelle il est réellement utile que le médecin soit bien familiarisé est le développement de la plaque qui lui permet de voir, quelques minutes après la pose ce que le cliché donne en plus de la radioscopie. Le tirage de l'épreuve sur papier n'est utile que pour les collections, ou lorsqu'il y a lieu de la livrer à un autre confrère.

La radioscopie et la radiographie se prêtent un mutuel appui, et souvent doivent se succéder. La radioscopie permet un examen rapide du malade et sert à fixer le diagnostic ; par des variations de position courtes, il est souvent facile de reconnaître le mécanisme de certains troubles fonctionnels. La radiographie, au contraire, convient pour fixer définitivement une ou plusieurs images préalablement choisies d'une région déterminée, et quelquefois pour rendre visibles certains détails qui échappent sur l'écran. Comme la photographie ordinaire, la radiographie nécessite l'immobilité pendant la pose. Il faut donc que le malade soit installé assez confortablement pour être fixé sans fatigue pour lui dans la position choisie. Ceci devra être fait lorsque la distance de l'ampoule à la plaque aura été déterminée, que l'une et l'autre seront aux places respectives qu'elles doivent occuper pendant la pose. Il faut donc choisir d'abord par la radioscopie, la région à photographier et la position dans laquelle elle devra l'être, par exemple, si c'est d'un membre qu'il s'agit; s'il faut le prendre de face ou de profil, placer alors le malade sur le meuble (lit ou fauteuil), dans la position voulue. Amener l'ampoule à la distance choisie du plan de ce meuble, placer la plaque, puis immobiliser le sujet à l'aide de bandes ou de courroies, commencer alors l'opération en illuminant l'ampoule préalablement réglée, d'un seul coup, l'éteindre de même, quand la pose est terminée. Ensuite, libérer le malade et enlever le cliché obtenu.

Presque toujours, la radioscopie et la radiographie se succèdent, surtout dans les applications chirurgicales. Mais il faut bien aussi se

pénétrer de l'idée que les renseignements fournis par cette méthode ne sont pas absolument
pathognomoniques ; car elle nous indique la
forme, les dimensions, la situation, la translucidité des organes ou des tissus qui les forment, elle complète les données des autres
moyens d'exploration physique, mais ne saurait
ni les remplacer ni les supplanter, elle leur
constitue une aide précieuse en précisant certains détails que les autres ne donnent pas, ce
qui permet alors de se prononcer entre deux
hypothèses également plausibles ; elle est donc
toujours utile. Mais, il y a certaines circonstances ou ces procédés d'exploration sont plus particulièrement indiqués, tant en chirurgie qu'en
médecine, c'est dans les cas d'accidents du
travail et dans les assurances sur la vie.

La loi qui concerne les accidents du travail
vise un double but : assurer à l'ouvrier blessé
le traitement le meilleur et le plus rapidement
capable de la remettre en état de travailler ;
l'indemniser dans une certaine mesure des conséquences fâcheuses de l'accident sur sa capacité de travail, lorsque celle-ci est altérée d'une
façon définitive. Il arrive fréquemment encore
que des contestations s'élèvent entre les par-

ties intéressées pour la détermination de ces incapacités de travail permanentes partielles et il est souvent très difficile, sinon impossible, par le moyen des procédés d'exploration clinique ordinaire de reconnaître la cause de certaines impotences persistantes et d'en déterminer la valeur. La radioscopie ou la radiographie aident souvent dans ces cas à trancher la difficulté. Les blessures qui donnent le plus souvent lieu à ces contestations sont : les plaies accompagnées de pénétration de corps étrangers dans les tissus, certaines contusions, entorses, luxations ou fractures, les cicatrices adhérentes aux tissus sous-jacents. Les rayons X, dans ces diverses catégories de cas fournissent sur la nature réelle du traumatisme et sur son étendue une série de preuves positives qui lèvent toute hésitation.

En ce qui concerne les corps étrangers il peut arriver deux alternatives. Dans la première, il est resté dans les tissus un ou plusieurs fragments dont la présence avait été constatée tout d'abord, mais que l'exploration clinique de la plaie faisaient considérer comme enlevés et ces fragments gênent réellement la victime dans son travail. Dans la seconde, l'ablation a été complète et cependant le blessé, bien que guéri, se plaint encore de troubles, souvent réels, mais sans rapports avec le corps étranger.

Dans les entorses, le diagnostic clinique est parfois insuffisant, les lésions estimées bénignes en masquent de plus graves ; tel le cas cité par Destot, d'un ouvrier mineur soigné pour entorse avec fracture du péroné qui souffrit pendant neuf ans de douleurs dont la cause restait inconnue. La radiographie montra qu'elles étaient dues à une fracture de l'astragale restée inaperçue. Dans une autre observation du même auteur un homme réclamait une grosse indemnité pour un traumatisme léger de la main. Elle lui fut refusée, la radiographie ayant prouvé qu'il s'agissait d'un rhumatisme chronique sans aucun rapport avec le traumatisme.

Les blessures des articulations déterminent souvent des incapacités de travail persistantes tenant à des causes multiples dont la radiographie établit sans contestation possible, l'origine et l'étendue : arthrite traumatique, luxation mal réduite ou trop longtemps immobilisée donnant naissance à une ankylose plus ou moins complète, fractures intra-articulaires à cals vicieux ou exhubérants, corps étrangers articulaires.

Pour les fractures constatées et traitées les impotences persistantes sont produites, soit par un chevauchement considérable des fragments, soit par un cal vicieux comprimant certains nerfs, soit par une pseudarthrose par défaut de consolidation, ce qui s'observe assez fréquemment à la suite des brisures de la clavicule ou des os de l'avant-bras et du bras.

La fracture peut aussi être méconnue, notamment lorsqu'elle intéresse la partie supérieure de l'humérus, les os du carpe, du métacarpe ou des phalanges au membre supérieur, celles du col du fémur, du péroné, ou des os du tarse, du métatarse, des phalanges des orteils, au membre inférieur.

Les fractures du bassin nécessitent souvent des expertises qui sont pour le médecin expert un juste sujet de préoccupation en raison de la difficulté du diagnostic clinique et de la gravité des complications qui peuvent résulter d'une erreur à ce sujet, surtout lorsque la brisure ne porte que sur un seul côté, car alors il est presque impossible, sans le concours des rayons X de la distinguer de la contusion grave de la hanche.

Pour les assurances sur la vie l'exploration radioscopique permet de découvrir les tuberculoses latentes, certains cas d'anévrysmes du cœur, la dilatation de l'aorte, les affections du médiastin et certaines lésions syphilitiques des os inappréciables ou douteux à l'exploration clinique.

En médecine légale, en dehors de la question des contestations relatives aux accidents, la radiographie peut servir quelquefois au diagnostic d'une grossesse contestée, mais surtout dans les cas d'infanticide ; alors, sans dissection elle renseigne sur le développement du squelette du fœtus et par conséquent sur l'époque de la gestation ou l'accouchement s'est produit et si c'est ou non à terme ; on peut aussi vérifier l'état de cloisonnement des alvéoles dentaires et du développement des dents. Les rayons Röntgen fournissent une preuve de la vie extra-utérine des nouveauxnés par la transparence plus grande des poumons dans lesquels l'air a pénétré. On évite ainsi les erreurs de la docimasie pulmonaire hydrostatique. Ils servent encore à distinguer les fractures du crâne des fissures et lacunes congénitales.'

En toxicologie ils donnent des renseignements sur certaines altérations osseuses d'origine toxique, sur l'imprégnatiou de quelques organes, en particulier l'estomac et le foie par les poisons minéraux.

En médecine légale militaire on les utilise pour déterminer certains cas d'inaptitude au service ou fixer les congés de réforme et les pensions de retraite consécutifs à des blessures de guerre ou à des affections contractées dans le service.

4.

DEUXIÈME PARTIE

EMPLOI DES RAYONS X POUR LE DIAGNOSTIC CHIRURGICAL

Nous avons exposé dans le chapitre précédent les indications générales de l'emploi des rayons X en chirurgie, il convient maintenant de les étudier avec plus de détail. Le cabinet de radiologie constitue aujourd'hui pour une salle d'opérations bien outillée une annexe presque aussi indispensable que l'étuve à stériliser, surtout si cette salle est destinée à recevoir des blessés. Dans la plupart des traumatismes, en effet, l'appui qu'ils fournissent au diagnostic peut être nécessaire dès le premier moment et éviter bien des ennuis consécutifs ; dans les postes de *prompt secours* notamment, ils sont absolument indispensables à la pratique bien entendue de la chirurgie d'urgence, puisque la vie du sujet ou tout au moins son rétablissement dans de bonnes conditions de perfection et de rapidité dépendent souvent du temps écoulé entre l'accident et les soins donnés d'une part et de la précision du diagnostic d'autre part. Nous allons examiner à ce point de vue les différents cas qui peuvent se présenter.

CHAPITRE PREMIER

CORPS ÉTRANGERS DES MEMBRES, DE LA TÊTE,
DU THORAX, DE L'ABDOMEN. — MÉTHODES
SIMPLES DE CONSTATATION. — MÉTHODES
DE PRÉCISION EN VUE DE L'OPÉRATION. —
RÉSULTATS OBTENUS AVEC LES DIVERSES
MÉTHODES.

L'introduction de corps étrangers dans les
tissus ou dans les cavités naturelles est fréquente. Tantôt elle est accidentelle, tantôt vo-
lontaire et peut donner lieu à des phénomènes
morbides souvent graves quelquefois même
mortels, soit par suite de leur localisation, soit
par les réactions inflammatoires ou infectieuses
que détermine leur présence. L'utilité des
rayons X pour leur recherche a été la première
indication qui est venue à l'esprit de Röntgen.
Ils ne sont pas tous cependant perceptibles par
ce moyen et il ne faudrait pas se hâter de con-

clure, parce qu'on ne perçoit pas sur l'écran ou la plaque l'image d'un fragment de bois ou de verre, que ceux-ci ne sont pas en réalité dans les tissus ; certains métaux même comme l'aluminium étant transparents peuvent échapper à l'examen. Au contraire les corps étrangers en os, en acier, en fer, en cuivre ou en plomb étant très opaques se trouvent presque toujours facilement, à moins qu'ils ne soient très minces comme les aiguilles, ou les débris de verre ; ces derniers ne sont visibles que s'il entre dans leur composition un peu de plomb, ce qui est d'ailleurs le cas le plus ordinaire.

La recherche des corps étrangers et leur extraction nécessitent l'emploi de la radioscopie et de la radiographie. La première renseigne sur l'existence réelle du corps étranger et sur la position qu'il occupe dans les tissus ; la seconde fournit les données nécessaires à l'opérateur pour arriver au but par la voie la plus courte et la moins dangereuse. Quelle que soit la région où l'objet a pénétré, la radioscopie doit toujours être pratiquée dans deux positions successives, perpendiculaires l'une à l'autre, ou obliques, suivant la région. Pour les membres ou la tête, quand l'état du blessé le permet, l'examen suivant deux plans perpendiculaires est le meilleur ; pour le thorax et l'abdomen, après l'examen antéro-postérieur, on peut en faire un dans une position oblique, qui est préférable à cause de la grande déformation que subissent les silhouettes lorsque le blessé se présente de flanc. Il faut aussi, dans cette position, un appareil très puissant à cause de l'épaisseur des tissus que les rayons X ont à traverser.

Mais une fois la présence du corps étranger reconnue, si son extraction est jugée nécessaire, il faut en déterminer la position avec précision. Nous avons, pour arriver à ce résultat, deux catégories de méthodes : les méthodes géométriques, la stéréométrie.

Nous ne donnerons ici que la description de celles qui nous paraissent les plus faciles à utiliser.

Procédé de Londe. — L'image d'un corps étranger peut être repérée par rapport à celles des parties voisines du squelette, lorsque la perpendiculaire abaissée du centre d'émission sur la plaque sensible passe par le corps étranger.

On place donc la partie à examiner entre les

deux anneaux du radioscope explorateur en la déplaçant jusqu'à ce que l'image du corps étranger vienne coïncider avec le centre des images concentriques des anneaux. Avec deux marqueurs on imprime sur la peau les points d'entrée et de sortie de cette perpendiculaire. On déplace alors latéralement l'ampoule et on repère de même la seconde image obtenue.

La hauteur se déduit en appliquant perpendiculairement sur le schema des images une échelle métrique qui indique le point d'intersection des deux pinceaux de rayons utilisés.

Ce procédé convient surtout pour les régions peu épaisses : main, avant-bras, jambe, pied.

Pour les régions plus épaisses, deux méthodes, à notre avis, sont seules pratiques : la stéréométrie, la méthode de Rémy.

Stéréométrie. — On place la partie à radiographier au centre du rectangle correspondant à la dimension des plaques utilisées ; on mesure l'épaisseur E de la partie radiographiée ; la distance D du foyer du tube à la surface la plus proche de cette partie ; on déduit de cette mensuration la valeur δ du déplacement à imprimer au tube suivant le tableau ci-dessous dû à MM. Marie et Ribaut :

		D							
	10	15	20	25	30	35	40	50	60
E	Δ	Δ	Δ	Δ	Δ	Δ	Δ	Δ	Δ
1.....	2.2	4.8							
2.....	1.2	2.5	4.4	6.7					
3.....	0.8	1.8	3.0	4.0	6.6				
4.....		1.4	3.4	3.6	5.4	6.8			
5.....		1.2	2.0	3.0	4.2	5.6			
6.....		1.0	1.7	2.6	3.6	4.7	6.1		
7.....			1.5	2.1	3.2	4.2	5.3		
8.....			1.4	2.0	2.8	3.7	4.1		
9.....			1.3	1.9	2.6	3.4	4.3	6.5	
10.....			1.2	1.8	2.4	3.1	4.0	6.0	
11.....			1.1	1.7	2.2	2.9	3.7	5.5	
12.....			1.0	1.6	2.1	2.7	3.4	5.1	
13.....			1.0	1.5	2.0	2.5	3.2	4.8	6.7
14.....			0.9	1.4	1.9	2.4	3.0	4.5	6.3
15.....				1.3	1.8	2.3	2.9	4.3	6.0
16.....					1.7	2.2	2.8	4.1	5.7
17.....					1.6	2.1	2.7	3.9	5.4
18.....					1.6	2.0	2.6	8.7	5.2
19.....					1.5	1.9	2.5	3.6	4.9
20.....					1.5	1.9	2.4	3.5	4.8
21.....					1.4	1.9	2.3	3.4	4.6
22.....					1.4	1.8	2.2	3.3	4.4
23.....					1.4	1.8	2.2	3.2	4.3
24.....					1.3	1.7	2.1	3.1	4.2
25.....					1.3	1.7	2.1	3.0	4.0
26.....					1.3	1.6	2.0	2.9	3.9
27.....					1.3	1.6	2.0	2.8	3.8
28.....					1.2	1.6	1.9	2.8	3.6
29.....					1.2	1.5	1.9	2.7	3.6
30.....					1.2	1.5	1.9	2.7	3.6

Glisser ensuite sur la tige le porte-tube G,

de manière que le foyer de l'ampoule coïncide
avec un point qui sera à droite, puis à gauche
du centre de la plaque, à une distance de celui-ci

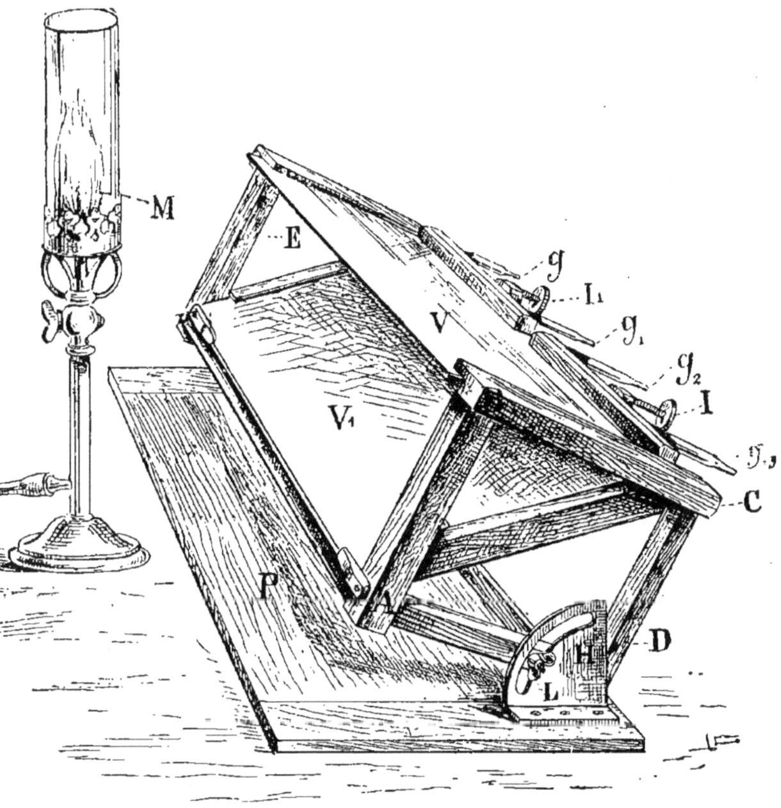

Fig. 13. — Pupitre pour l'examen des clichés
stéréoscopiques.

égale à la moitié de la longueur du déplacement total. Butter sur G le curseur G² et pla-

cer G, à une distance de G² telle que G ne puisse parcourir entre G et G², que la distance indiquée par le tableau (Voir p. 72).

L'instrument est prêt. Introduire alors dans le tiroir le chassis nº 1, garni d'une plaque sensible, et prendre l'épreuve ; retirer le chassis et le remplacer par le chassis nº 2, également chargé d'une plaque de même dimension que celle du nº 1. Déplacer le tube en butant C contre G, prendre la deuxième épreuve.

Les clichés développés peuvent être immédiatement observés sur l'appareil *ad hoc* et la place du corps étranger indiquée au moyen de la règle métrique (fig. 13). On peut, si rien ne presse, tirer des épreuves sur papier et les observer directement avec le stéréoscope (fig. 14).

Cette méthode permet au chirurgien d'avoir sous les yeux, au cours de l'opération, autant de fois qu'il en aura besoin, la vision en relief du corps étranger, et sa situation exacte par rapport au squelette et même à certaines parties molles, si les épreuves ont été prises avec des rayons d'une luminosité correspondante au nº 3 ou 4 du radiochromomètre.

La dimension des plaques photographiques visibles au stéréoscope ne pouvant dépasser

24/30 centimètres, limite les applications de la stéréométrie aux régions susceptibles d'être photographiées dans ces dimensions : segments de membres, tête et cou ; pour le thorax, un seul côté peut être pris ; de même pour le bassin, à

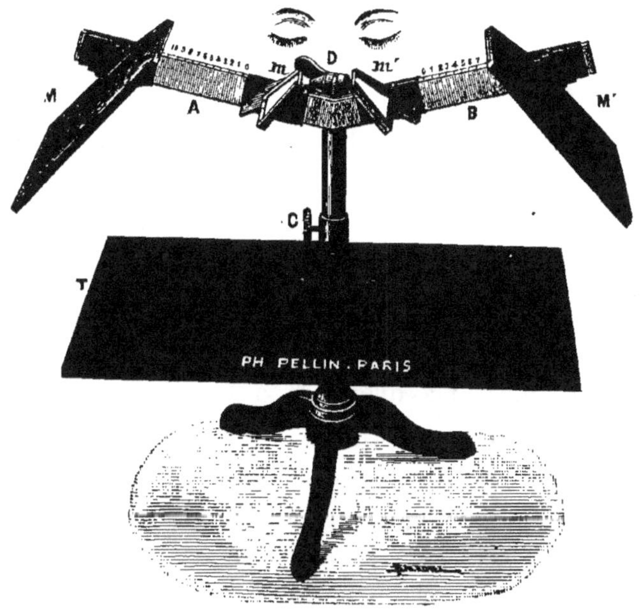

Fig. 14. — Stéréoscope de Cazes.

moins que le corps étranger soit dans l'excavation pelvienne.

Méthode de Remy. — Elle permet de vérifier la position du corps étranger sur l'écran, puis de le photographier une fois son siège reconnu.

Radioscopie. — Le malade doit être étendu sur une table de bois blanc, dont le dessus est exempt de toute peinture contenant des sels métalliques, il y est maintenu immobile. La partie à examiner est amenée entre les tubes fixés sous la table et l'écran placé aussi près que possible du corps du patient et de la planchette.

Ceci fait allumer le tube.

Si l'ombre du corps étranger apparaît sur l'écran, pousser un peu la planchette vers celle-ci. Si elle n'apparaît pas, faire mouvoir l'appareil à droite et à gauche, pour explorer toute la région que peut couvrir le mouvement giratoire de l'appareil. En cas d'échec, desserrer la mâchoire et déplacer l'appareil pour explorer une autre région. Si l'épaisseur des parties molles gêne la visibilité de l'ombre, relever le tube de façon à diminuer la distance qui le sépare de l'écran. Si l'opacité de l'ombre se confond avec celle des os, examiner la région sous plusieurs faces. Quand l'image est nette, pour localiser le corps étranger, faire osciller la planchette de telle façon que l'ombre soit dans son plan. Amener la pointe d'une des tiges matérialisantes des rayons X au centre de l'ombre portée sur l'écran, en déplaçant les curseurs dans leurs rainures. Une deuxième ombre étant obtenue avec le même tube placé au deuxième foyer, on amène de même la deuxième tige à son contact. Enlever l'écran et pousser les tiges sur la peau du sujet, en les enfonçant, elles arriveraient sur le corps étranger.

Lorsque les deux tiges sont au contact de la peau du sujet pour mesurer la profondeur, il y a deux moyens :

1° Sans bouger l'appareil, appliquer contre les deux tiges une feuille de papier pliée en deux, dont la partie pliée sera mise au contact de la peau, et avec un crayon, tracer sur cette feuille le trajet des tiges. En dépliant ensuite le papier et en prolongeant les lignes arrêtées au niveau du pli jusqu'à ce qu'elles se rencontrent on à la distance du corps étranger à l'épiderme.

2° Ecarter l'appareil du corps, en le faisant tourner sur son axe latéral, amener les tiges au contact ; fixer sur chacune d'elles un indice au point d'affleurement des bagues supérieures ; ramener la planchette dans le plan de découverte ; remettre les pointes des tiges en contact avec la peau ; mesurer la hauteur dont les indices se sont élevés.

Pour employer l'appareil comme guide opératoire, repérer, à l'aide du taquet fixé sur la mâchoire, le plan qui passe par le corps étranger, faire osciller la planchette pour libérer le champ opératoire pendant les premières incisions ; puis, en cas de besoin, ramener le cadre dans la position première et pousser les aiguilles, préalablement flambées, dans la plaie, elles dirigeront avec certitude vers l'objet à extraire.

Pour éviter des étincelles désagréables au cours de l'opération, relier l'appareil au sol à l'aide d'une chaine mise en contact avec une conduite métallique de gaz ou d'eau.

Radiographie. — Enlever le collier porte-écran, mettre à la place de la pièce intermédiaire la pièce en arc. La pince à chassis photographique placée du même côté que la tige porte-tube. Placer sur la surface convexe de l'arc le patin à tenon sur lequel se monte la planchette à rayon X. Prendre une première pose ; retirer le chassis pour le charger d'une

nouvelle plaque qui sera placée dans la même
position que la première grâce au système de
repérage. Faire glisser l'ampoule au deuxième
foyer marqué par le taquet ; prendre la seconde
pose. Une fois les plaques développées, amener
les deux tiges successivement sur chacune des
deux plaques photographiques préalablement
repérées au centre de l'ombre du corps étranger, puis pousser les aiguilles au contact de
la peau et opérer le calcul de la profondeur
par les mêmes moyens que dans la radioscopie.

Pour la radiographie de la tête, il y a une
légère modification dans la disposition de l'appareil ; l'arc repose à plat sur la table ; la planchette à rayon X et la tige porte-ampoule sont
dans le plan vertical et encadrent la tête du
sujet placée sur un billot spécial où elle est
immobilisée par une coulée de plâtre. Une fois
la radiographie faite comme dans le procédé
précédent, on peut transporter appareil et malade
dans la salle d'opération, endormir le patient,
et une fois la résolution obtenue, replacer la tête
sur le billot ou grâce au moulage et au repérage
opérés préalablement à l'aide de tiges métalliques à vis avec curseurs de rappel, on est sûr

de trouver la place exacte de l'objet à enlever.

Il est certain que la stéréométrie et la méthode de M. Remy, par la simplicité de maniement qui diminue d'autant les chances d'erreur aussi bien que par la faculté qu'elles donnent au chirurgien d'avoir autant de fois qu'il est nécessaire au cours de l'opération les indications relatives à la place exacte occupée par le corps étranger, constituent les moyens les plus précis d'arriver au but cherché lorsque celui-ci a pénétré dans la profondeur des tissus.

Lorsqu'il est dans des cavités naturelles telles que l'œsophage, l'estomac; les intestins, la vessie, les procédés ordinaires de radioscopie et radiographie suffisent habituellement parce qu'il n'y a qu'à s'assurer de la présence de l'objet à rechercher.

En ce qui concerne les corps étrangers des voies respiratoires au-dessous du larynx, la radioscopie et la radiographie rendent aujourd'hui les plus grands services, surtout chez les enfants qui ne présentent quelquefois que des troubles fonctionnels peu accentués rendant le diagnostic difficile.

L'examen radioscopique doit dans ces cas être toujours pratiqué parce qu'il decèle plus facilement et plus sûrement que la radiographie la présence du corps étranger, en indique nettement le siège et surtout permet de savoir s'il est mobile ou non dans la bronche qui l'enferme, ce qui est le point le plus important au point de vue du pronostic et du traitement.

Il est nécessaire, une fois le siège de l'objet déterminé, de l'observer avec l'aide du diaphragme iris à faible ouverture ; il se présente alors sous la forme d'une ombre nette à contours précis, se mouvant régulièrement pendant la respiration en sens inverse des silhouettes des côtes.

Pour localiser le siège, le sujet étant assis, immobile contre l'écran, déplacer l'ampoule munie d'un indicateur d'incidence, jusqu'à ce que le rayon normal passe à travers le corps étranger ; marquer avec un crayon dermographique à gaîne métallique, le point d'entrée et le point de sortie de ce rayon. Puis. sans déplacer l'écran, imprimer au patient un léger mouvement de rotation de façon qu'il soit traversé un peu obliquement par le rayon normal qu'on fait passer de nouveau par le corps étranger, en déplaçant le tube ; marquer ensuite les points d'entrée et de sortie du rayon. Avec

5.

un ruban de zinc ou de plomb, prendre le contour de l'hémithorax à la hauteur des quatre points marqués ; le reporter sur une feuille de papier, y tracer les points marqués sur la peau aux distances convenables, les joindre deux à deux par deux lignes droites, le point d'intersection de ces dernières marquera sur la coupe figurée de l'hémithorax, le siège exact du corps étranger.

Pour savoir si ce corps étranger est mobile, faire tousser le malade pendant qu'il est devant l'écran et si l'objet est susceptible de se déplacer on le voit au moment de la brusque expiration, monter jusque dans la région cervicale, puis redescendre à sa position primitive. S'il est enclavé, son ombre s'élève à peine d'un ou deux centimètres, suivant les·mouvements de la bronche à laquelle il est fixé.

Pour faire la radiographie, placer le tube de telle sorte que le corps étranger soit sur le trajet du rayon normal antéro-postérieur, marqué pendant la radioscopie. Immobiliser autant que possible la poitrine du patient à l'aide d'un bandage de corps, pour donner de la netteté à l'image et éviter les efforts de toux.

La distance de la plaque à l'ampoule sera de

un mètre. Rayons pénétrants surtout pour les adultes, 6 à 8, du radiochromomètre, si la densité du corps étranger le permet. Plaque très sensible, de façon à réduire le temps de pose au minimum 3 à 4 minutes.

La stéréométrie peut aussi, dans ces cas, rendre les plus grands services, surtout lorsque le corps étranger est situé dans l'une des divisions secondaires des grosses bronches.

La radioscopie suffit presque toujours pour découvrir les corps étrangers : aiguilles, vis, dentiers, boutons, pièces de monnaie, médailles introduits dans le larynx, l'œsophage ou l'estomac et pour les enlever ; les repères naturels qu'offrent ces organes à l'exploration dispensent de l'emploi des méthodes de précision. Il en est de même pour la vessie.

L'examen se pratique d'avant en arrière, le tube du côté du dos du malade ; l'écran en avant. La photographie se prend en sens inverse, c'est-à-dire le tube placé devant le patient la plaque derrière.

Le larynx s'examine de face d'abord, ensuite de profil. Pour prendre la photographie dans cette position, les pellicules qui se moulent sur la région sont préférables aux plaques.

Il est facile de suivre sur l'écran le cheminement des corps étrangers dans les voies digestives s'ils sont mobiles.

Lorsqu'ils sont enclavés, l'examen est encore utile au chirurgien comme guide de la laparotomie. Il sait, en effet, d'une façon certaine, dans quelle région doit porter son exploration et gagne ainsi un temps précieux.

CHAPITRE II

CONTUSIONS ET ENTORSES. GRAVITÉ DE CER-
TAINES DE CES BLESSURES. DIFFICULTÉS
D'UN DIAGNOSTIC EXACT PAR LES METHODES
CLASSIQUES. RENSEIGNEMENTS FOURNIS PAR
LES RAYONS X DANS LES CAS DOUTEUX.

Les contusions et les entorses semblent, à
première vue, des affections banales, d'un diagnostic aisé, à pronostic bénin, parce qu'en
général, elles guérissent bien. Cependant, certaines contusions, celles de l'épaule, du coude,
du poignet ou de la hanche, par exemple, dis-
simulent quelquefois des lésions plus graves et
dans la médecine des accidents en particulier,
le chirurgien doit porter son pronostic avec la
plus grande circonspection, afin d'éviter que
ses prévisions soient contredites par la suite
de l'évolution de la blessure.

Dans les entorses, le diagnostic primitif,

malgré l'exploration la plus minutieuse, peut être incomplet, les lésions estimées bénignes en masquant de plus graves. Tel le cas cité par Destot, d'un ouvrier mineur soigné pour une entorse avec fracture du péroné qui, après sa sortie de l'hôpital, souffrit 9 ans de douleurs et d'impotence fonctionnelle dont on cherchait vainement la cause. La radiographie montra que c'était une fracture de l'astragale.

Dans un grand nombre de cas, on trouve ainsi des fractures des os du tarse ou du carpe, occasionnant des incapacités de travail prolongées, quelquefois même définitives lorsque l'examen aux rayons X n'a pas été pratiqué dans les premiers jours qui suivent l'accident. Il est donc très utile, toutes les fois que cela est possible, de ne pas le négliger même alors que l'examen clinique paraît suffisant, et cela surtout, si la maladie dure un peu plus que le temps normal, ou s'il existe une impotence fonctionnelle hors de proportion avec les symptômes cliniques.

Il est tout aussi important dans les luxations car il permet d'abord d'affermir le diagnostic dans les cas douteux, de vérifier ensuite si la réduction est parfaite et se maintient une fois obtenue. Très souvent dans les traumatismes du coude, les radiographes ont l'occasion de constater qu'avec les seuls signes cliniques,

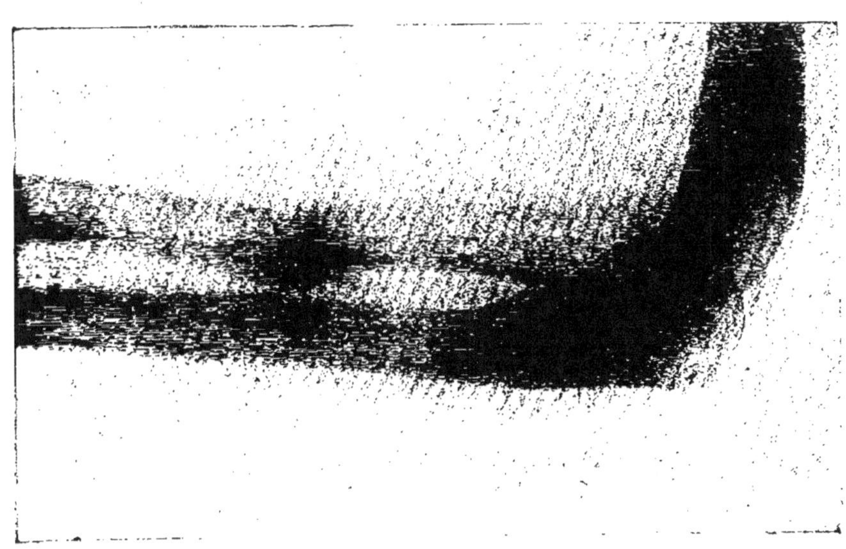

Fig. 15

une fracture a été prise pour une luxation, ou inversement et quand les deux lésions coexistent, les radiotypes sont d'une grande utilité pour faire la part de chacune et diriger le traitement en conséquence.

La luxation de l'épaule non réduite et un peu ancienne peut simuler la fracture de la tête de l'humérus ; l'examen radioscopique lève toute hésitation. Nous en avons vu un très bel exemple à la Charité dans le service du professeur Campenon, chez une femme de 58 ans.

Dans les luxations des petites articulations du pied, du poignet et de la main, l'examen skirascopique a une réelle importance pour les différencier des fractures.

En orthopédie, l'étude des luxations congénitales de la hanche, de la coxa vara, du genu valgum, des pieds bots, a largement bénéficié de la découverte des rayons X, ainsi que nous l'exposerons dans un chapitre spécial.

Pour tirer de l'examen tous les avantages qu'il comporte, il faut, lorsque la topographie de la région le permet, examiner les luxations comme les fractures, suivant deux plans perpendiculaires l'un à l'autre. Pour l'épaule et la hanche, il faut se contenter de l'examen antéro-postérieur et d'un ou deux examens obliques. Ils sont destinés dans ce cas, non pas tant à vérifier l'étendue du déplacement des os entre eux, que l'existence possible de fractures de la cavité cotyloïde. Ces dernières, en effet, aggravent considérablement le pronostic et augmentent les chances d'ankylose.

Il est rare, sauf dans les cas de traumatismes de la hanche, ou dans la luxation congénitale de cette articulation, qu'on ait besoin, en dehors des affaires médico-légales, de recourir à l'emploi de la radiographie de ces déplacements dont la réduction s'opère le plus tôt possible. Ce n'est que dans les cas de contestations à la suite des accidents, que l'occasion se présente de prendre une radiographie et presque toujours alors par suite d'une erreur du diagnostic initial entre la luxation et la fracture, ou parce que, malgré toutes les tentatives, les rapports normaux des os n'ont pu être rétablis.

La radiographie de la luxation du fémur se prend dans le décubitus dorsal ; pour les luxations congénitales de la hanche dans lesquelles la tête du fémur est en général en arrière de la cavité cotyloïde, il est préférable, pour bien voir cette dernière, de faire coucher le patient sur le ventre de façon que le pubis repose sur la plaque sensible.

La luxation de l'épaule se prend dans le décubitus dorsal ; celle des autres articulations des membres de profil ; celles de la colonne vertébrale se prennent soit de face, soit de profil.

Les temps de pose sont les mêmes que pour les fractures.

CHAPITRE III

LÉSIONS TRAUMATIQUES DES OS. CONTUSIONS, PLAIES, FRACTURES,. — RENSEIGNEMENTS FOURNIS PAR LA RADIOSCOPIE ET LA RADIOGRAPHIE. AU MOMENT DE L'ACCIDENT, APRÈS LA RÉDUCTION, PENDANT LE TRAITEMENT , APRÈS LE TRAITEMENT

Contusions. — Celles-ci ne se traduisent radiologiquement par aucun signe particulier, d'où on peut conclure que, s'il existe sur l'os une altération quelconque, elle est le résultat d'une blessure autre ou d'une maladie (ostéomyélite, ostéopathies d'origine infectieuse ou nerveuse, etc.)

Plaies. — La radiographie montre la forme et l'étendue de la perte de substance ; elle se distingue en outre de la fracture par le mode de réparation. A aucun moment, il ne se produit de cal, mais une couche de tissu osseux compact, qui donne de profil la silhouette d'une bande foncée plus ou moins épaisse et irrégulière, s'adaptant exactement sur la région blessée.

Fractures. — Bien que les signes classiques des fractures soient dans le plus grand nombre des cas assez nets pour ne laisser au diagnostic aucune hésitation, le radio-diagnostic ajoute aux autres signes un certain nombre de renseignements dont l'importance est quelquefois capitale.

De plus elle réduit, si le chirurgien le veut, au minimum les manœuvres exploratrices puisqu'il suffit de placer le blessé devant l'écran pour découvrir l'existence et le siège de la brisure de l'os. — Il faut bien savoir cependant qu'une radiographie ne revèlera pas toujours une fracture dont l'existence réelle est démontrée par la mobilité anormale ou le raccourcissement ; cette erreur a deux causes évitables : la première c'est que si les fragments ont chevauché l'un sur l'autre en conservant très exactement la même direction, leurs ombres se superposent, il n'y a pas le trait blanc révélateur ; la seconde, c'est que l'os fracturé peut être placé derrière un autre qui masque la lésion. Quelquefois aussi les fractures souspériostées sont invisibles. Les deux premières causes d'erreur sont facilement évitables en examinant le blessé suivant deux plans différents et en prenant de même deux épreuves radiographiques.

Il est beaucoup plus fréquent de voir les rayons X déceler une cassure que les signes cliniques ne laissent pas soupçonner, et, de plus, même si le diagnostic est exact, nul autre moyen ne révèle avec plus de précision le nombre des fragments, leur direction, leurs rapports, ainsi que les esquilles, s'il y en a. C'est surtout dans les différentes cassures des condyles, des épichyses des os longs, de l'apophyse styloïde du cubitus ou du radius, des petits os de la main, du poignet, du tarse, du pied, de l'omoplate, de la colonne vertébrale, que les rayons X fournissent de précieux renseignements ; de même dans les fractures en spirale et les fractures intra-articulaires.

Mais pour que les données fournies sur le déplacement des fragments, le raccourcissement, le chevauchement soient exactes il est nécessaire de prendre certaines précautions de technique qui évitent dans la mesure du possible toute chance d'erreur. A l'examen radioscopique ces

dernières sont d'ailleurs réduites au minimum
et si, comme cela peut se faire sans danger,
pour les brisures autres que celles de la hanche,

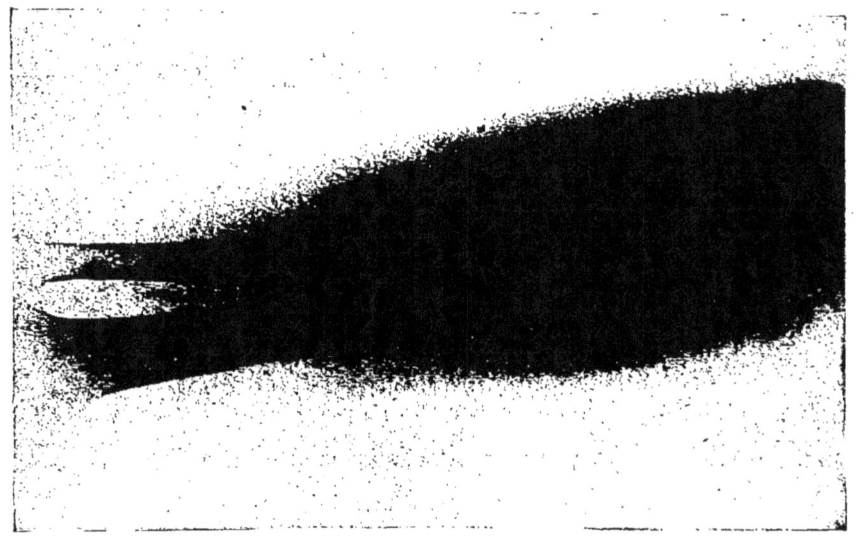

Fig. 16. — Frature du cubitus avec déplacement.

de la tête et de la colonne vertébrale, la radioscopie précéde la radiographie il est bien facile
de ne pas se tromper.

La fracture une fois découverte et examinée
dans tous ses détails, le rôle des rayons X n'est
pas terminé. Lorsque le chirurgien a tenté la
réduction et qu'il la pense obtenue et suffisamment maintenue par l'appareil posé, un nouvel

examen s'impose, car si on examine le blessé
seulement à sa sortie de l'appareil il est rare
qu'on trouve un résultat à l'abri de toute cri-
tique et que la coaptation des fragments ait
été parfaite. Mais alors même que cette dernière a été idéalement réalisée, il est encore
nécessaire de surveiller la formation du cal, car
à l'heure actuelle les cas d'absence de consolidation et de pseudarthrose sont encore loin d'être
exceptionnnels (fig. 17.) Il faut donc surveiller
le travail de réparation. Le cal apparaît vers le
douzième jour sous forme d'une légère ombre
qui fonce à mesure que se fait l'ossification.
Sur les os longs normalement il affecte la forme
d'une gaine allongée, qui, à la guérison, ne
semble qu'un léger renflement du tissu compact
avec lequel il se confond, le canal médullaire
est rétabli entre les deux fragments.

S'il y a chevauchement léger les fragments
restant rapprochés, le cal a l'aspect d'un manchon de tissu compact fermant le canal médullaire et plus épais dans la région interfragmen-
taire. Si les fragments sont très éloignés l'un
de l'autre ils se revêtent chacun d'une couche
compacte foncée que sépare une zône claire plus

ou moins large caractéristique de la pseudarthrose.

Quand le chevauchement est considérable ou les fragments très écartés le cal se forme seulement sur un des côtés de l'un d'eux, sur une partie de la surface de contact et ce n'est souvent qu'au bout de plusieurs mois et même dans les années suivantes qu'il s'étend davantage, mais presque jamais, cependant, à toute la hauteur du chevauchement.

Quelquefois le cal est invisible aux rayons X bien que la consolidatiou soit parfaite probablement par suite d'une calcification faible ou parce que le peu d'étendue de la surface de réparation empêche qu'on la perçoive. Ce phénomène s'observe en effet surtout dans les fractures obliques des os longs sans déplacement notable des fragments.

Il arrive aussi qu'entre deux fragments inclinés l'un sur l'autre d'un certain angle et qui se consolident dans cette position vicieuse, le dépôt calcaire masque la déformation et que la palpation de l'os donne l'idée d'une réduction parfaite, alors qu'en réalité la consolidation est vicieuse et que le blessé reste impotent.

Il est donc facile, en examinant systémati-

quement toutes les fractures aussitôt que possible après l'accident, d'éviter les diagnostics
erronés ou incomplets. Mais il arrive que, pour
diverses raisons, cet examen de début n'est
pas fait et qu'on n'y a recours qu'à cause de
la persistance de l'impotence fonctionnelle au-
delà des limites normales.

Deux alternatives se présentent alors :

La fracture a été constatée et traitée, les
signes cliniques n'expliquent pas la persistance
de l'incapacité du travail ; les rayons X donnent la clé du mystère : chevauchement considérable des fragments, cal vicieux occasionnant
des compressions douloureuses des nerfs ;
pseudarthrose par défaut de consolidation.
Ainsi les fractures des os du poignet, celles
du radius ou de son apophyse styloïde, celles
de l'olécrâne, les brisures intercondyliennes
de l'extrémité inférieure de l'humérus donnent
souvent lieu à des contestations par suite des
ankyloses consécutives ; au membre inférieur
les fractures du tibia vicieusement persistantes
entravant la marche. Le chevauchement dans
les cassures du fémur a occasionné des impotences fonctionnelles graves (fig. 17).

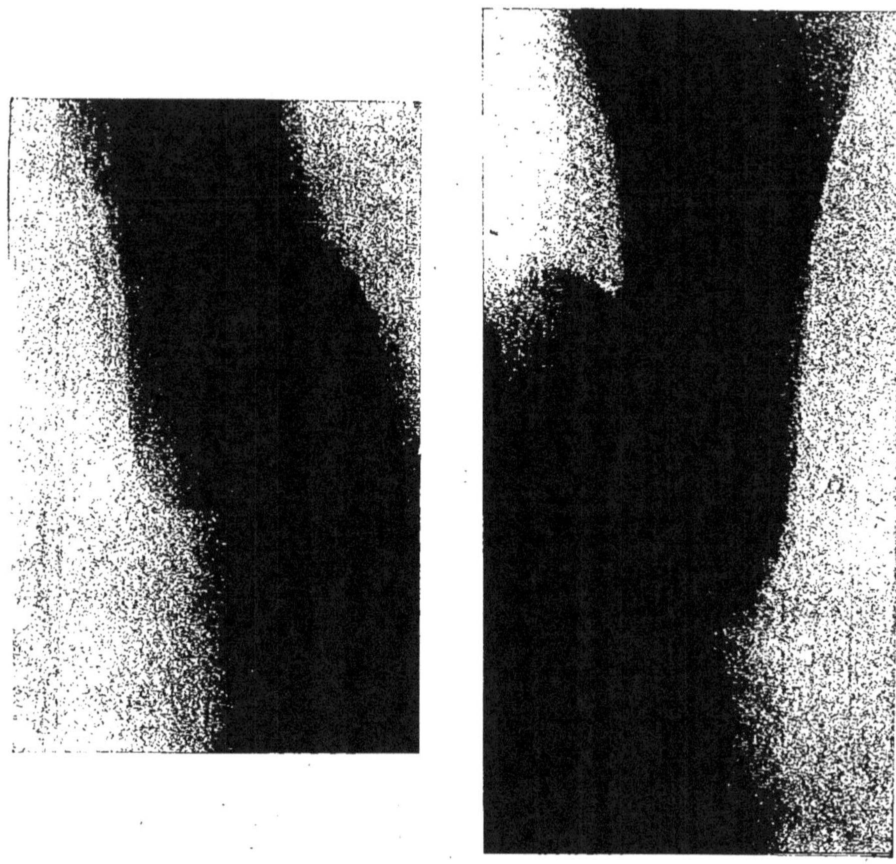

Fig. 17. — Radiographie des deux membres inférieurs d'un
sujet atteint d'une double fracture de cuisse.

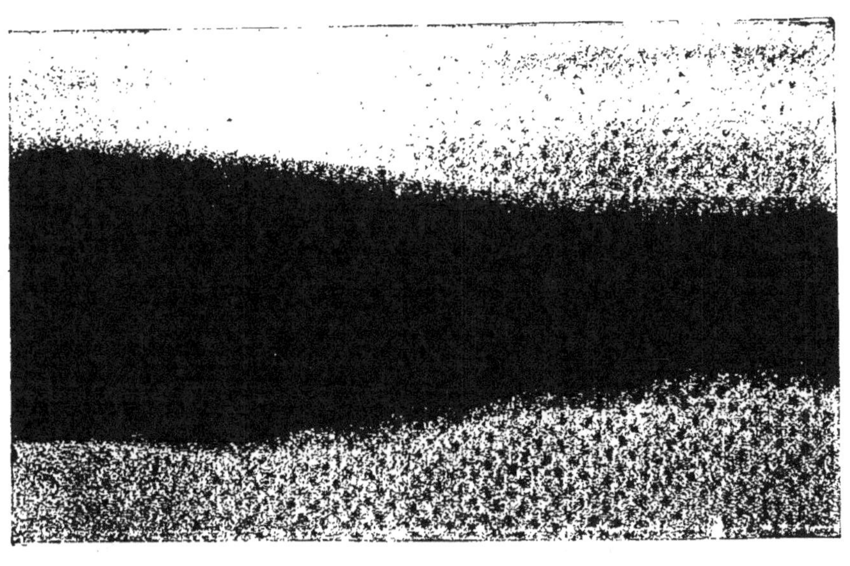

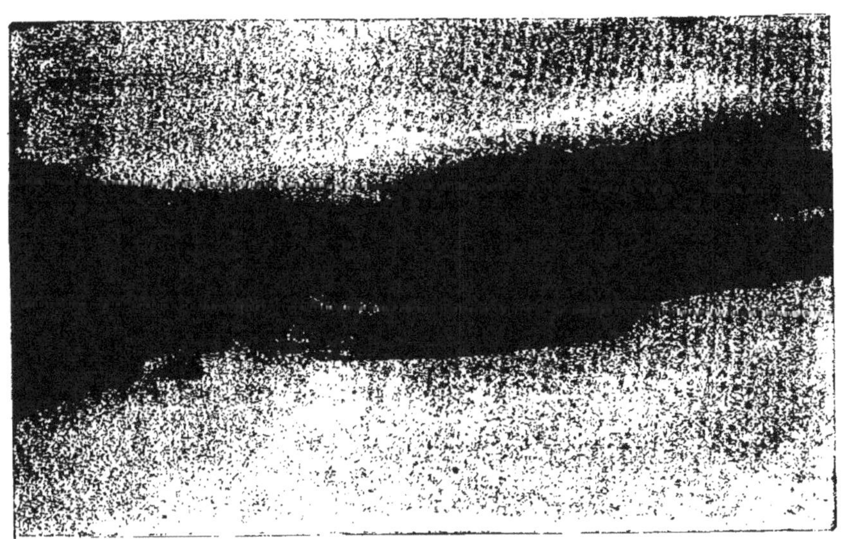

Fig. 18. — Fracture du radius et du cubitus
pseudarthrose.

Les pseudarthroses sont surtout fréquentes d'après nos observations personnelles dans les fractures des deux os de l'avant-bras, surtout lorsque le membre n'a pas été immobilisé en supination forcée. En effet, lorsqu'on examine aux rayons X le membre dans cette position, les fragments osseux paraissent presque toujours bien juxtaposés, et on pourrait conclure, en examinant le blessé 15 ou 20 jours après l'accident que la consolidation est complète et en bonne position ; cependant il n'y a pas trace de cal. Si on fait alors exécuter au blessé un mouvement de pronation on voit les fragments osseux se disjoindre. En réalité il n'y a pas de consolidation (fig. 18).

La fracture est méconnue. Cette erreur de diagnostic, heureusement rare, se produit surtout dans les accidents portant sur des régions difficiles à explorer : poignet, cou-de-pied, bassin.

Ainsi peuvent passer inaperçues les brisures ou les luxations des os du carpe ou du tarse, celles des apophyses styloïdes du radius ou du cubitus ; les fractures du col anatomique de l'humérus sont parfois impossibles à différencier sans les rayons X de la simple contusion de l'épaule ou de la luxation. Au tronc ce sont les fractures de l'omoplate et en particulier celles de l'acromion qui passent inaperçues. Cependant elles sont graves, même alors qu'il n'y a pas de déplacement des fragments parce que la consolidation est rare. De même les fractures de l'apophyse coronoïde sont presque impossibles à reconnaître sans les rayons X, et cependant le diagnostic a un grand intérêt à cause des complications, fréquentes du côté de l'articulation de l'épaule ou de la poitrine qui changent tout à fait le pronostic à porter sur la durée et les conséquences de l'incapacité de travail bien différentes de celles de la contusion ou de l'entorse de l'épaule. Il en est de même pour la fracture du col chirurgical, de l'humérus à cause de la périarthrite avec adhérences qui provoque des impotences quelquefois définitives.

Les fractures du bassin a pronostic souvent très grave ne se distinguent pas toujours aisément de celle du col du fémur si on n'a pas recours à la radiographie.

Quand les brisures du bassin sont monolatérales, il est malaisé de les distinguer de celles du col du fémur ou de la contusion grave

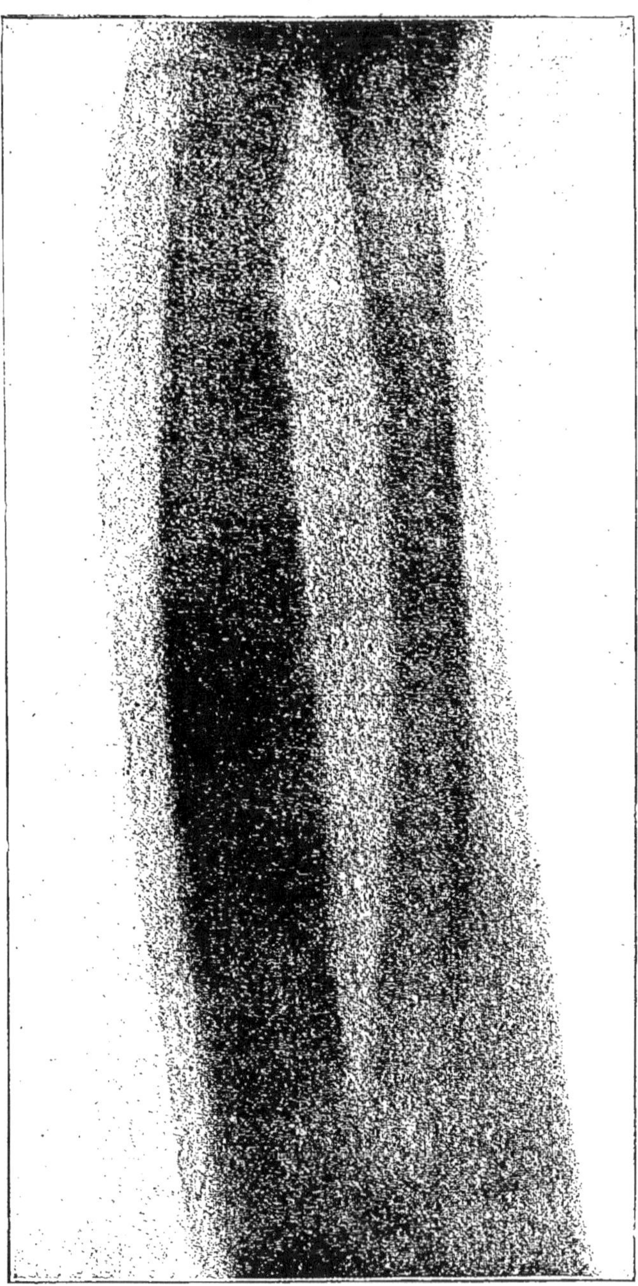

Fig. 19. — Ostéomyélite.

de la hanche, et le blessé peut être considéré comme un simulateur alors qu'en réalité il est attint d'une lésion grave, ou réciproquement. Nous avons vu ainsi un charpentier ayant une fracture du col du fémur et un employé de chemin de fer avec le pubis droit brisé, considérés par le chirurgien comme atteints de contusion grave de la hanche; un autre blessé à la suite d'une chute sur le siège, passa pour avoir une fracture du bassin et une névrite alors qu'en réalité il ne présentait aucune de ces lésions.

La radiographie fournit donc la preuve positive, indiscutable de la présence ou de l'absence de lésions du squelette et permet d'apprécier le rôle qu'elles sont susceptibles de jouer dans l'incapacité de travail consécutive.

Technique opératoire. — Pour les radiographies des fractures des membres deux épreuves prises suivant deux plans perpendiculaires l'un à l'autre sont presque toujours nécessaires pour bien juger de la valeur du déplacement des fragments. Pour les fractures des os de la main et de l'avant bras, le blessé peut être assis près de la table sur laquelle vont reposer le membre et la plaque sensible; pour les autres régions, il faut qu'il soit couché, soit sur un lit, soit dans le fauteuil de Radiguet.

Pour les fractures de la clavicule, du sternum des côtes, de la colonne vertébrale, du bassin et de l'extrémité supérieure du fémur la radiographie stéréoscopique est le procédé de choix.

Le foyer de l'anticathode doit être placé normalement au foyer de la fracture et, pour éviter la déformation de l'image, assez loin de la région à photographier. Nous avons adopté pour la radiographie simple la distance de un mètre du foyer du miroir à la plaque. Pour la radiographie stéréoscopique, nous conservons les distances indiquées par MM. Marie et Ribaut. L'intensité des rayons doit varier de 4 à 7 ou 8 du radiochromomètre, et les plus petits chiffres sont choisis pour les régions peu épaisses, les forts pour la hanche et le bassin.

Afin de faciliter les mensurations, dans le cas de fracture des os longs surtout, il est bon de prendre une plaque de dimensions suffisantes pour qu'au moins une des épiphyses y figure en même temps que la diaphyse, si c'est celle-ci qui est brisée.

Il y a lieu de placer près de la plaque l'os

dont on veut voir le plus nettement la lésion.

L'épreuve positive prise traduit sous la forme d'un trait blanc plus ou moins irrégulier l'endroit ou l'os est brisé; elle montre les déplacements des fragments, leur forme, leur pénétration réciproque, si elle existe, enfin les esquilles qui donnent, à cause de leur faible épaisseur, une ombre plus faible que celle des os, si bien que, lorsqu'elles sont superposées à ceux-ci sur l'épreuve, elles sont quelquefois à peine visibles ou même tout à fait masquées par l'image de l'os.

Dans les mensurations pratiquées sur les régions blessées la radrographie indique encore la cause réelle des modifications survenues : chevauchement, inclinaison ou pénétration des fragments.

Il ne faut pas oublier toutefois qu'il y a entre les dimensions réelles des régions photographiées et leur image radiographique une certaine différence qu'on peut d'ailleurs au besoin calculer mathématiquement. Pour une distance entre le foyer du tube et la plaque de 50 centimètres cette différence est d'environ

1/10e. Elle est moindre encore si le tube est plus éloigné parce que les rayons les plus obliques n'ont pas impressionné la plaque et que c'est surtout le faisceau normal qui a agi.

CHAPITRE IV

Périostite. — La périostite se traduit en ra
diologie par un renflement fusiforme à contours
nets, présentant quelquefois des stries. Jamais il ne dépasse les cartilages juxta-épiphy-
saires chez les enfants.

Ostéomyélite. — Le diagnostic de l'ostéomyélite par les rayons X ne peut se faire dans
les dix premiers jours de la maladie même alors
qu'il y a déjà de la suppuration. Ensuite on
aperçoit dans la région atteinte une zone un
peu plus claire à bords parfois déchiquetés
siégeant souvent à la surface de l'os, près du
cartilage juxta-epiphysaire. Les bourgeons char-
nus dans l'épaisseur du tissu osseux le rendent
plus transparent. Au milieu des espaces clairs

restent çà et là des taches foncées, débris détachés du reste de l'os (séquestres). Quand ils sont séparés du tissu compact du canal médullaire par une ligne transparente, ils sont certainement mobiles et peuvent être enlevés.

Les rayons X indiquent exactement la forme, les dimensions, la situation de ces séquestres et leur origine médullaire ou périostique. Autour des lésions, le tissu osseux de nouvelle formation se révèle sous la forme d'une ombre amorphe ou d'aspect grenu, irrégulièrement développée, mais dépassant toujours les limites du mal. On y voit dans certains cas des dépressions semi-circulaires, indice des orifices qui font communiquer le canal médullaire avec les parties molles dans lesquelles vient fuser le pus. La radiographie seule enfin indique l'état du cartilage juxta-éphysaire et de l'épiphyse (fig. 19).

Ces constatations permettent d'intervenir de bonne heure au point voulu et de prévenir ainsi soit l'ankylose, soit les suppurations prolongées qui épuisent ces malades et les mettent dans de mauvaises conditions pour l'intervention.

Les radiographies d'osteomyelite, surtout

lorsqu'il existe des séquestres, doivent toujours être prises sur deux plans perpendiculaires dans les régions où cela est possible et en épreuves stéréoscopiques dans les autres.

Il faut, pour bien voir les altérations osseuses, opérer avec des rayons de pénétration moyenne plutôt un peu voisine de la dureté que de la trop grande molesse, 5 à 7 du radiochromomètre.

Tubercule des os. — Les lésions tuberculeuses des os sont plus transparentes que le tissu sain. Elles apparaissent donc sous forme de taches blanches irrégulières en foyers circonscrits lorsqu'elles siègent dans l'épaisseur de l'os, ou comme des échancrures à aspect festonné si elles sont à sa surface ; l'image des cartilages articulaires disparaît presque toujours quand la tuberculose frappe les articulations. Le tissu osseux qui entoure les lésions est tantôt plus transparent (dégénérescence fibreuse et ostéite raréfiante), tantôt plus foncé (ostéite condensante). Les séquestres formés par ce processus sont très opaques et comme taillés à l'emporte pièce ; tandis que ceux qui existent quelquefois dans le tissu osseux raréfié, beaucoup moins nets que ceux de l'ostéomyélite, ne se traduisent pas toujours sur l'épreuve

Les proliférations osseuses du périoste sont de forme irrégulière comme les autres lésions tuberculeuses, ce qui les distingue radiologiquement des silhouettes de l'ostéomyélite et de la syphilis des os.

Presque toujours les lésions étant associées chez le même malade, on rencontre les différents aspects que nous venons de décrire. Quelquefois cependant, les altérations même avancées des os, enclavées dans une gaine de de tissu sain, ne se traduisent pas radiologiquement. L'examen aux rayons X n'intervient donc ici que comme complément du diagnostic, mais avec cette réserve qu'un résultat négatif n'est pas une preuve suffisante pour conclure qu'une tuberculose établie cliniquement par d'autres signes n'existerait pas.

La dégénérescence graisseuse ou muqueuse de l'os malade ou des os voisins se traduit par une exagération de la transparence, facile à mettre en relief en comparant la région atteinte avec celle du côté sain.

Les radiographies, comme pour l'ostéomyélite, doivent être prises sur deux plans ou en

stéréoscopie. Dans les cas de lésions peu avancées ou douteuses, il est utile de radiographier
aussi le côté sain.

L'intensité à donner aux rayons est la même
que dans l'ostéomyélite.

Tumeurs. — Les néoplasmes forment dans
le tissu osseux des zones claires, dont la situation et les dimensions fournissent des renseignements utiles sur le degré d'envahissement
de l'os atteint.

L'ostéosarcome central forme une tache
claire à bords nets absorbant plus ou moins
l'os et même le coupant tout à fait. On voit
alors une zone translucide semée de débris
osseux plus foncés, et dont les limites se distinguent mal de celles des tissus mous voisins.
Les fragments de la diaphyse paraissent alors
d'autant plus pâles et désagrégés qu'on les examine plus près du siège de la tumeur (fig. 20).

Le sarcome périostique diffus se distingue
des tissus mous voisins par sa coloration un
peu plus foncée, traversée dans toute sa hauteur par la silhouette normale de l'os. Parfois,
au point où la tumeur a commencé à se déve-
lopper, on remarque de fines bandes sombres,
petites aiguilles d'os émanées du périoste.

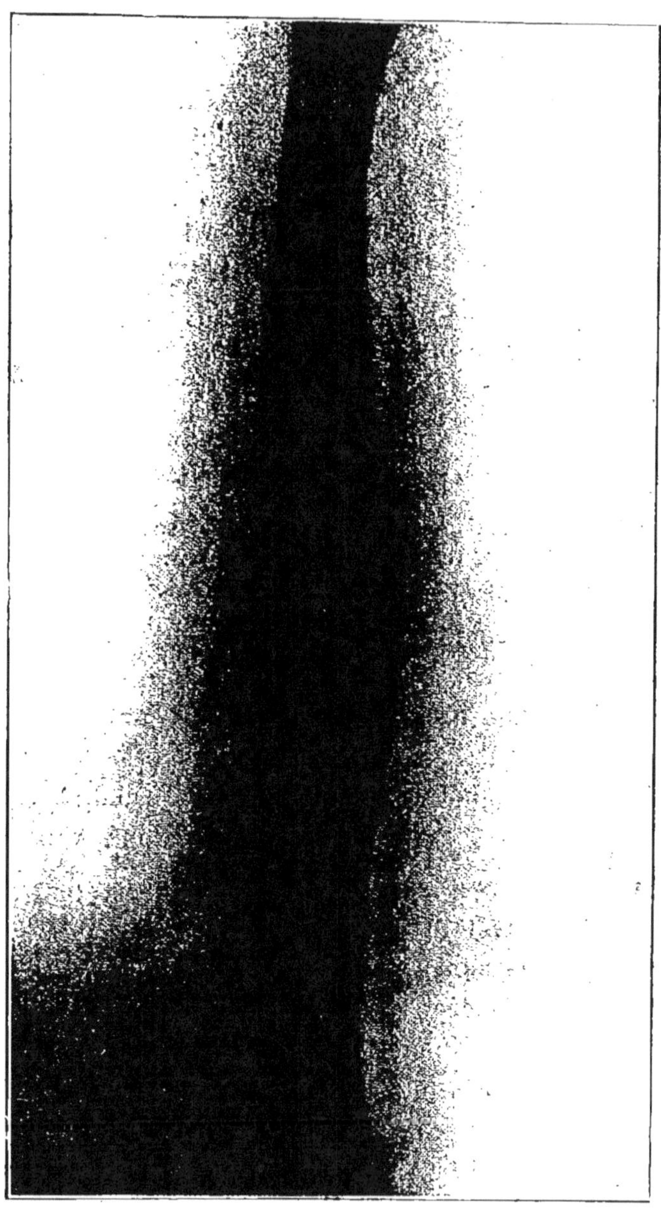

Fig. 20. — Ostéosarcome central.

Dans la tumeur à myéloplaxes, la zône atteinte est comme soufflée et limitée par une bande sombre de tissu compact, circonscrivant une surface traversée de cloisons foncées plus ou moins complètes.

La radiographie permet de différencier les tumeurs des os d'affections qui ne les touchent pas (2 cas d'anévrysme de l'artère fémorale cités par Beck). Elle sert également à les distinguer de l'ostéomyélite, de la tuberculose, de la syphilis. Enfin, dans une certaine mesure, elle en indique la nature. Elle précise le point de départ dans l'os, l'envahissement des os voisins ou des cavités splanchniques. Chez les malades atteints de cancers d'autres régions, qui présentent des douleurs ou quelqu'autre signe pouvant faire redouter une métastase, une épreuve fixera le diagnostic. Dans les fractures spontanées, elle indique, s'il s'agit d'une tumeur ou d'une altération d'origine névropathique ou autre de l'os, tous renseignements précieux pour décider de l'opportunité d'une opération et du genre de l'intervention opératoire qu'il y a lieu d'appliquer.

Les radiographies des tumeurs osseuses se prennent ordinairement sur un seul plan. Les tumeurs du sternum doivent être prises de profil, pour montrer, s'il y a ou non pénétration dans le médiastin et à quelle profondeur.

L'intensité à donner dans les régions à tissus mous épais, sera de 4 à 5 degrés du radiochronomètre ; de 3 à 4 pour le sternum, de 5 à 6 pour le bassin.

CHAPITRE V

LES RAYONS X DANS LA CHIRURGIE ORTHOPÉDIQUE

Il n'est pour ainsi dire plus possible aujourd'hui de se passer des renseignements que fournit la radiographie dans la chirurgie orthopédique, car elle montre sur le vivant les lésions anatomopathologiques des os et des articulations, et complète ainsi le diagnostic clinique par des données qu'il est impossible de recueillir autrement. Elle apporte donc des éléments précieux au pronostic et permet de suivre les effets du traitement institué.

Déviations de la colonne vertébrale. — La correction des déviations de la colonne vertébrale est une des branches les plus importantes de la chirurgie orthopédique. Aussi a-t-on imaginé pour les apprécier, de nombreux appareils. Aucun de ceux-ci cependant n'est comparable à la radiographie, en raison de la précision et de la multitude des renseignements qu'elle procure. En effet, en même temps qu'elle montre les modifications subies par les courbures normales du rachis, la radiographie révèle la configuration des vertèbres, leur degré d'affaissement, les déformations subies par le corps vertébral, le pédicule, les apophyses. Joachimstal a fait avec raison ressortir une autre supériorité de ce mode d'examen, c'est que les radiotypes sont pris sur des malades étendus, par conséquent en résolution musculaire. Ainsi, les diverses épreuves provenant d'un même sujet sont toujours comparables entre elles. Avec les appareils de mensuration on opère sur des malades debout ; alors, les contractions musculaires plus ou moins énergiques, la fatigue du sujet modifient les résultats obtenus dans des proportions qu'il est impossible de mesurer exactement.

Sur les radiotypes on voit dans tous leurs détails les deux difformités principales du rachis : l'incurvation et la torsion en même temps que les déformations des os. La soudure des vertèbres, les productions osseuses périphériques fournissent quelquefois des images un peu floues qui ne donnent alors qu'une base relative au diagnostic. Les abcès par congestion du mal de Pott se traduisent par des opacités très nettes, et les lésions tuberculeuses permettent souvent un diagnostic précoce de cette affection alors qu'elle ne se manifeste que par des névralgies cervico-brachiales ou intercostales dont la véritable cause reste souvent insoupçonnée si on néglige l'emploi des rayons X.

La radiographie facilite aussi le diagnostic du mal de Pott d'avec les ostéomyélites d'autre nature et les déviations rachidiennes d'origine rachitique ou hystérique.

La torsion du rachis se traduit par un déplacement de la ligne des apophyses épineuses dont l'ombre s'écarte de celle des corps vertébraux. Les radiographies ont démontré qu'il existe souvent une grande disproportion entre l'incurvation et la torsion rachidiennes.

Lorsqu'on se sert de la radiographie ordinaire il faut prendre deux épreuves : l'une dans le décubitus dorsal, l'autre dans le décubitus latéral. Le corps du patient, quand les déformations sont un peu considérables doit être calé avec des coussins d'ouate. La distance du tube à la plaque sera de un mètre au moins pour éviter les déformations. Pour faciliter les mensurations il est bon, suivant l'exemple de Joachimstal, de placer entre le malade et la plaque un quadrillage en fil de fer dont les mailles de grandeur connue, permettent de mesurer exactement les déformations de l'image dues à l'incidence oblique des rayons, et de reporter ces corrections sur un calque gradué en centimètres. Avec cette méthode il est facile sur les radiographies prises pendant le cours du traitement d'apprécier exactement les résultats obtenus.

On emploie également dans ces cas la radiographie stéréoscopique.

Lordose et cyphose. — La radiographie donne dans ces déviations des renseignements sur l'état de la colonne vertébrale aussi utiles que pour la scoliose, auxquels viennent s'en ajouter de très importants sur la configuration du détroit supérieur du bassin. Les radiotypes se prennent comme pour la scoliose de face et de profil, le malade étant calé.

La radiographie est indispensable lorsqu'on veut traiter le mal de Pott par la méthode de redressement forcé pour connaître l'état réel des articulations, la nature osseuse ou non des ankyloses, leur localisation, les foyers de destruction des vertèbres, les abcès froids.

Elle guide le chirurgien dans son intervention, dont le résultat pour ainsi dire appréciable d'avance, peut être ensuite contrôlé par de nouvelles épreuves. Celles-ci indiquent encore le moment où le malade peut, sans inconvénients, être débarrassé de l'appareil plâtré.

Coxa vara. — Les radiotypes révèlent le sens et le degré des lésions osseuses. Sur les épreuves en position frontale se dessinent les modifications de l'angle d'inclinaison du col sur l'axe de la diaphyse, la hauteur de l'élévation du grand trochanter par rapport à la tête fémorale, l'allongement du bord supérieur du col, le raccourcissement de son bord inférieur.

Pour apprécier les modifications de l'angle de déclinaison il faut radiographier d'avant en arrière le sujet étendu sur le dos avec la cuisse fléchie et en abduction aussi prononcée que la déformation le permet. On voit alors sur l'épreuve, entre la tête du fémur et le grand trochanter, une encoche qui représente l'angle anormal de déclinaison.

La radiographie évite de confondre le *coxa vara* :

1° Avec la coxalgie : incurvation caractéristique du col dans la première ; dans l'autre, foyers de tuberculose osseuse, usure des surfaces articulaires, transparence anormale de la diaphyse, parfois luxation spontanée.

2° Avec la luxation congénitale de la hanche : cavité colyloïde vide et déformée, tête du fémur atrophiée et déplacée dans cette dernière, col incurvé, tête fémorale à sa place dans la première.

3° Avec l'arthrite déformante et la fracture du col du fémur, le diagnostic est parfois plus difficile, voire impossible. Cependant, dans l'arthrite déformante, les lésions osseuses multiples portant aussi sur le bassin, quelques dépôts irréguliers dans le voisinage des os ou en dehors de l'articulation, constituent de bons signes distinctifs ; mais dans les fractures du col fémoral, surtout chez les enfants et quand elles sont un peu anciennes, il n'y a quelquefois aucune différence appréciable de l'aspect des lésions.

4° Dans le rachitisme il n'y a ordinairement qu'une modification de l'angle d'inclinaison et on trouve des lésions rachitiques sur d'autres os. Mais il ne faut pas oublier que la coxa vara coïncide souvent avec le rachitisme confirmé.

Genu valgum. — L'allongement du condyle interne est visible en position frontale, l'incurvation de la diaphyse en position sagittale. Souvent on remarque en même temps une incurvation du tibia en dehors et une courbure analogue du péroné qui se rapproche alors du tibia à sa partie moyenne.

La connaissance exacte du siège et de l'étendue des lésions sert à l'opérateur à choisir d'avance les os sur lesquels il interviendra, le degré de redressement à obtenir, la méthode a utiliser.

Luxation congénitale de la hanche. — La radiographie et surtout la stéréométrie qui donne une représentation exacte et en relief de l'articulation malade, doivent précéder toute tentative de redressement de ces lésions (fig. 21.)

Trois cas peuvent se présenter qui sont aussi nettement déterminés : 1° la cavité colyloïde est à peine indiquée ; la réduction ne peut s'obtenir que par la méthode sanglante ; 2° la cavité est mieux formée mais la tête du fémur

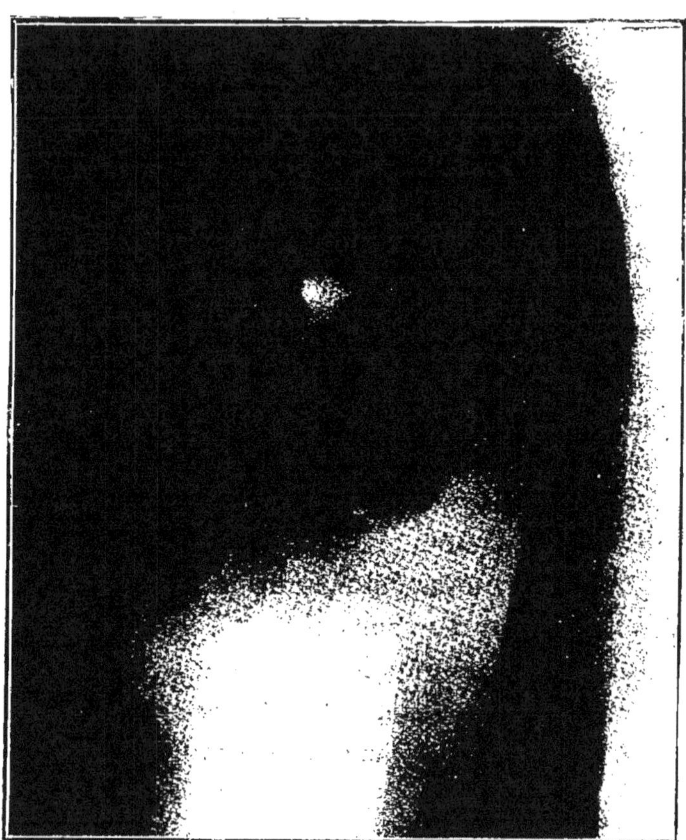

Fig. 21. — Luxation congénitale de la hanche.

est en rapport avec des régions assez éloignées et la cavité très disproportionnée à sa taille ; la réduction est possible mais son maintien très aléatoire par suite de la facilité avec laquelle la luxation se reproduit ; 3° la cavité colyloïde est bien formée et ses dimensions s'accordent avec celles de la tête du fémur, le succès de l'intervention est certain.

La réduction une fois obtenue il est facile de vérifier si elle est maintenue par l'appareil plâtré, de suivre ensuite l'évolution du traitement soit par un examen devant l'écran soit par de nouvelles épreuves et de régler ainsi la thérapeutique d'après des indications sûres.

Pied bot, main bote. — Que cette déformation soit congénitale ou consécutive à la paralysie infantile, l'emploi des rayons X, lorsqu'il s'agit de les traiter, est indispensable pour reconnaître la situation respective des os, l'absence de certains d'entre-eux dans quelques cas et par conséquent l'utilité d'une intervention chirurgicale ainsi que les chances d'amélioration qu'elle comporte.

L'examen à l'écran doit toujours précéder la radiographie parce qu'il permet de se rendre compte de la mobilité des os les uns sur les autres et d'orienter les radiotypes dans les positions les plus favorables.

Pied plat. — Les examens qui ont été faits ont montré que le pied plat valgus douloureux est dû à des altérations variées des articulations ou des os du tarse dont aucune n'est pathognomonique. Généralement ce sont les articulations sous astragalienne et medio-tarsienne qui sont les plus atteintes ainsi que les os voisins qui sont déplacés et quelquefois modifiés dans leur forme ou leurs dimensions ; c'est ainsi qu'on a observé la subluxation de l'astragale et des déformations importantes du calcaneum ou des cunéiformes : toujours l'aspect de la voute plantaire est modifié dans son ensemble mais l'examen radioscopique pratiqué en position antéro-postérieure, transversale et oblique renseigne exactement sur le siège et la nature des lésions.

TROISIÈME PARTIE

EMPLOI DES RAYONS X POUR LE DIAGNOSTIC
MÉDICAL.

CHAPITRE PREMIER

UTILITÈ COMPARÉE DE LA RADIOSCOPIE ET DE
LA RADIOGRAPHIE. PROCÉDÉS EMPLOYÉS POUR
OBTENIR LES SCHÉSMAS DES ORGANES. LEUR
ASPECT NORMAL.

L'application de la radioscopie à l'examen
des viscères contenus dans le tronc et dans la
tête, a suivi de bien près celle qu'on en faisait
à la chirurgie et dès la première année, les pro-
fesseurs Bouchard et Potain posaient les bases
de l'exploration des plèvres, des poumons, du
médiastin, du cœur qui y sont plus particulièrement accessibles. En effet, les différents
tissus qui composent ces organes sont très inégalement transparents aux rayons de Röntgen,
ce qui en facilite l'observation. La cavité cra-

nienne, au contraire, limitée par une boîte osseuse épaisse, est plus difficilement accessible et le cerveau étant homogène dans toutes ses parties, échappe à l'observation. De même, dans l'abdomen, le foie et les reins seuls sont suffisamment denses pour dessiner leurs silhouettes sur l'écran, tandis que l'estomac, les intestins, la vessie, et chez les femmes, les organes génitaux sont facilement traversés ou se confondent avec les ombres du bassin et des parties charnues épaisses qui le recouvrent. Ce sont donc les organes du thorax qui offrent à l'exploration radiologique le meilleur champ d'observation ; malgré l'abondance et la précision des renseignements fournis par la percussion et l'auscultation, il restait souvent encore des doutes sur la valeur de certains signes que les rayons X permettent de dissiper. Car il est maintenant possible de voir les régions autrefois invisibles, et d'y regarder la situation, la forme, les mouvements des viscères et les modifications qu'apportent dans leur structure intime certains états pathologiques.

Dans l'observation médicale et surtout dans celle des organes du thorax, la radioscopie joue le rôle principal. En effet, en quelques minutes, on voit sur l'écran un certain nombre d'aspects différents d'un organe ou d'une région. Ces aspects varient suivant la direction générale des rayons, leur intensité, les changements d'attitude du malade, les mouvements des poumons, du cœur, du diaphragme et montrent non seulement l'etat physique, mais le fonctionnement de toutes ces parties.

Certes, les silhouettes ainsi obtenues sont fugitives et moins détaillées que les épreuves radiographiques ; mais, comme il est facile de les regarder tout le temps nécessaire, elles donnent des renseignements suffisants. On peut même aujourd'hui, à l'aide de certains dispositifs, avoir sur l'écran des images stéréoscopiques qui donnent l'effet de perspective, mais ces procédés n'étant pas encore suffisament perfectionnés, nous ne les décrirons pas ici. Le docteur Guilleminot a imaginé un appareil prenant des radiographies des poumons et du cœur, dans les phases successives ; de l'inspiration, de l'expiration, de la systole et de la diastole ; en reportant ces épreuves sur une bande de cinématographe, il est possible de reproduire les mouvements rythmiques des poumons du cœur de l'aorte et du diaphragme.

Mais ce sont là des procédés de laboratoire qui n'ont pour le praticien qu'intérêt relatif. Au contraire, il est facile et souvent utile de recueillir des schémas des organes observés. Il suffit pour cela de placer sur l'écran un papier sur lequel on marque le contour des organes en déplaçant l'ampoule de telle façon que le rayon normal vienne frapper successivement un certain nombre de points du contour de l'organe qu'on veut dessiner. On joint ensuite ces points par une ligne et on a un dessin schématique orthogonal, très suffisamment exact pour pouvoir être comparé à une série d'autres pris dans les mêmes conditions. On peut ainsi suivre pendant le traitement d'un malade, la rétraction du cœur dans les cas de dilatation de cet organe, celle de l'aorte dans les anévrysmes, la résorption des épanchements péricardiques ou pleurétiques, celle des ganglions péri-trachéo-bronchiques, et conserver par ce moyen des notes précieuses sur l'effet des moyens thérapeutiques utilisés.

L'image radioscopique d'un thorax normal examiné en PF ou en PO, présente trois zones à grand diamètre vertical nettement délimitées : celle du milieu, très sombre, est formée par les

silhouettes superposées de la colonne vertébrale, du sternum et des organes du médiastin ;
les deux latérales translucides dans la majeure
partie de leur étendue, sont barrées transver-
salement par les silhouettes des côtes, des cla-
vicules et des omoplates. L'ensemble de ces
trois zones est limité en haut et sur les côtés
par une ligne sombre formée par les parties
molles qui entourent le thorax, en bas par la
silhouette du diaphragme et du foie.

Dans la région médiane, ce qu'on distingue
le mieux, tant sur l'écran que sur les plaques,
surtout avec des rayons un peu pénétrants, c'est
la silhouette de la colonne vertébrale ; les contours du sternum sont peu visibles, sauf au
niveau de la première pièce et de l'articulation
sternoclaviculaire. Avec un éclairage suffisant
le détail de l'image des vertèbres et des cartilages intervertébraux est très net, surtout à la
partie supérieure, car à la partie inférieure
elle est en partie masquée par la silhouette du
cœur et des gros vaisseaux. Lorsqu'on veut
voir le sternum, il faut faire prendre au patient
une position oblique, l'os devient alors tout à fait
distinct. Les autres organes ne se dessinent pas ;
l'œsophage est transparent et pour en constater

la situation ou la direction, il faut y faire pénétrer un catheter en métal ou une sonde flexible remplie de poudre de bismuth ou de grenaille de plomb ; la trachée remplie d'air se manifeste sous l'apparence d'une bande claire s'étendant de la quatrième vertèbre cervicale à la quatrième dorsale. Les ganglions lymphatiques nombreux dans cette région sont translucides, ce n'est que lorsqu'ils sont assez hypertrophiés pour dépasser les bords de la colonne vertébrale et du sternum qu'ils deviennent perceptibles ; le thymus et la glande thyroïde sont transparents.

La partie inférieure de la silhouette du médiastin a une forme irrégulièrement arrondie à contours mouvants correspondant surtout au péricarde et à son contenu.

Pour examiner le cœur, il faut faire prendre au patient successivement les positions PF, PO, PPD, PPG, PAG, PAD.

En PF la forme et les dimensions de l'image cardiaque sont d'autant plus identiques à la réalité que le tube est plus éloigné de l'écran, en PO, l'image est moins nette, un peu agrandie. Les positions obliques donnent des silhouettes très différentes des premières et qui permettent d'apprécier les dimensions antéro-postérieures de l'organe. Il est facile de constater les mouvements du cœur ; on peut se convaincre ainsi qu'il change de forme, mais non de position et se rendre compte de son volume.

A la partie supérieure de la silhouette du péricarde, mais sans qu'on puisse la distinguer de celle du cœur, le contour du ventricule gauche est continué sans transition par le bord gauche de l'artère pulmonaire, celui de l'oreillette droite par le bord droit de la veine cave supérieure. Tous les vaisseaux sont donc, en principe, accessibles à l'examen, mais c'est surtout l'exploration de l'aorte qu'on pratique. A l'état normal, sa silhouette est entièrement confondue avec les ombres de la colonne vertébrale et du sternum.

Les deux zônes claires latérales qui correspondent aux poumons s'agrandissent pendant l'inspiration et se rapetissent à l'expiration, ce qui permet d'apprécier l'amplitude des mouvements respiratoires ; les arcs costaux ne sont visibles que dans leur portion osseuse, les cartilages étant translucides.

Le diaphragme apparaît à gauche sous la forme d'une mince bandelette courbe et très mobile pendant les mouvements respiratoires ; à droite sa silhouette se confond avec celle du bord convexe du foie.

Dans les examens obliques, l'ombre médiane se dissocie. En PAD, la silhouette du rachis et celles du cœur et de l'aorte laissent entre elles une étroite bande claire cervicale *espace clair médian*. En PPG, cette bande est moins nette, En PTG, le bord antérieur du cœur se détache nettement sur l'espace clair retro-sternal, son bord postérieur sur l'espace clair rétro-cardiaque.

L'exploration méthodique du thorax à l'écran. nécessite ces diverses positions. En PF et en PO, il est facile de voir si les deux moitiés de la cage thoracique sont symétriques, le rachis normal, les organes respiratoires et circulatoires et la position du tube digestif que renferme le thorax fonctionnent bien. De l'amplitude des mouvements respiratoires se déduit l'état de l'élasticité du poumon ; de la clarté du tissu pnlmonaire sa densité et la présence ou l'absence de liquides anormaux dans les plèvres, le péricarde ou les poumons. Le hile pulmonaire doit être attentivement examiné ainsi que les sommets. Pour étudier le cœur et les organes du médiastin, il est nécessaire de recourir aux positions obliques, de même pour l'aorte et l'œsophage.

Dans l'image normale de l'abdomen en PF, figure en haut et à droite une large zône sombre, convexe à sa partie supérieure, qui correspond au foie, le bord inférieur du viscère n'est pas net et se confond avec la pénombre intestinale un peu au-dessous du foie et à gauche de la clarté stomacale ; la petite courbure de l'estomac se dessine nettement lorsqu'il y a des gaz, sous l'apparence d'une bande lumineuse ; pour apercevoir la grande courbure, il faut remplir le viscère de liquide ou l'insuffler doucement avec un tube de Faucher, ce qui permet de reconnaître s'il est atône, dilaté ou contracturé, et de diagnostiquer la position et l'étendue des tumeurs de la région épigastrique et même certains épanchements péricardiques. Quand on observe l'abdomen en PO, on peut apercevoir de chaque côté de la colonne vertébrale, la silhouette des deux reins, mais il faut pour cela une grande habitude et un sujet maigre, parce que l'ombre fournie par ces organes est toujours très faible, qu'il faut pour qu'elle apparaisse, des rayons de faible pénétration,

4 à 5 du radiochromomètre. En bas, le squelette du bassin tranche par sa vigueur.

Les viscères contenus dans la tête ne sont
pas perceptibles parce qu'ils sont plus transparents que le squelette, mais les différences
d'opacité du squelette de la face ont donné
naissance à quelques applications intéressantes
en ophthalmologie, en rhinologie, en odonto-
logie.

En PO, on aperçoit les orbites sous forme
d'une tache claire dont les contours externe et
interne surtout, sont nettement délimités ; au
centre, une zône plus claire, due aux fentes
sphénoïdales et sphénomaxillaires, mais difficile à distinguer si l'œil et le tissu graisseux qui
l'entourent sont en place. Au-dessous des orbites, deux zônes claires représentent les sinus
maxillaires ; au milieu les fosses nasales, en
haut, en dedans et au-dessus des orbites les
sinus frontaux apparaissent aussi en clair.

A l'examen de profil, on obtient sur l'écran
la silhouette du rebord de l'orbite et celle de la
partie postérieure de cette cavité. Au-dessus,
se projettent les sinus frontaux plus ou moins
saillants, suivant les individus, surplombant une
bande oblique de haut en bas et d'avant en ar-

rière qui représente la voûte orbitaire. En arrière, on aperçoit la selle turcique.

Le sinus frontal se reconnaît facilement à sa très grande transparence. L'antre d'Higmore, forme une zône un peu plus sombre et moins bien limitée au-dessus du palais osseux. La cavité du sphénoïde n'est pas toujours visible sur l'écran, la cavité naso-pharyngienne est transparente et limitée en arrière par la silhouette foncée de la colonne vertébrale, les sinus maxillaires sont aussi clairs. La région de l'oreille interne ne donne aucun détail, le rocher étant très opaque.

Si pour l'examen du thorax, la radioscopie est le procédé de choix, pour celui de l'abdomen et de la tête, la radiographie est préférable, parce qu'elle donne plus de détails.

Mais elle est aussi bien difficile à exécuter. Ainsi, pour les calculs du foie ou du rein, les temps de pose et l'intensité des rayons à employer sont très variables et, pour avoir une bonne épreuve, il faut quelquefois deux ou trois clichés. De même pour la tête. Celle-ci se prend de face ou de profil, souvent même successivement sous ces deux incidences, par exemple quand il s'agit de localiser un corps étranger

ou une fracture. Le temps de pose varie de 1 à
3 minutes, suivant l'épaisseur des os, qui dépend dans une certaine mesure de l'âge du
sujet.

L'interprétation de ces radiographies demande une grande habitude, et il est utile
comme l'a conseillé Ruault, d'avoir pour repère une bonne radiographie d'un demi-crâne
d'adulte.

CHAPITRE II

MALADIES DES ORGANES DU MÉDIASTIN : ŒSO-
PHAGE, TRACHÉE, BRONCHES, GANGLIONS,
CŒUR ET GROS VAISSEAUX.

Œsophage. — L'examen de l'œsophage avec
un catheter opaque en PAD et en PPG permet
de reconnaître les modifications survenues dans
la direction et les dimensions de l'organe, de
constater l'existence des rétrécissements, leur
siège, leur longueur, leurs rapports avec les
organes voisins. Mais comme dans les rétrécissements, le cathétérisme peut être dangereux, il est préférable d'utiliser la méthode
d'Holzknecht, basée sur l'emploi du bismuth.
Si le rétrécissement est très serré, on fait avaler au malade pendant l'examen, une émulsion
de 2 grammes de bismuth dans 100 grammes
d'eau. Celle-ci passe lentement, la poudre se
dépose à l'intérieur de l'œsophage, soit dans

toute l'étendue de la sténose, soit au-dessus.

Si celle-ci est moins étroite, on fait déglutir au patient un cachet de 1 gramme de bismuth, l'ombre de celui-ci ralentit son mouvement en approchant du point atteint, s'y arrête ou chemine, par suite des contractions œsophagiennes, en remontant un peu pour descendre de nouveau. Le plus souvent le cachet s'effile, se fragmente en franchissant lentement le rétrécissement, puis disparaît brusquement au-dessous.

Si cette épreuve est insuffisante, on fait avaler au malade une bouchée de mie de pain bien mastiquée, puis lorsqu'il la sent arrêtée, un cachet de bismuth dont la silhouette indiquera le niveau auquel s'est arrêté le pain.

Si le rétrécissement siège au-dessous du diaphragme, il n'apparaît pas dans l'espace clair médian.

L'emploi successif de la bouchée de pain et du lait de bismuth montre s'il existe une dilatation de l'œsophage au-dessus de la sténose, quel est le degré d'énergie des contractions de l'organe, s'il y a du spasme ou de la parésie.

Dans les cas où on soupçonne l'existence d'un diverticule de l'œsophage l'emploi combiné du cathéter et du lait de bismuth fixe le diagnostic.

Trachée, Bronches, Ganglions. — Le diagnostic des affections de la trachée ou des grosses bronches n'a jusqu'ici, en dehors des cas de présence de corps étrangers, tiré aucun bénéfice de l'emploi des rayons X. Il n'en est pas de même pour les ganglions péritrachéobronchiques dont les inflammations se traduisent par une augmentation de volume souvent perceptible sur l'écran tandis qu'en raison même du siège de ces organes la percussion en est à peu près impossible.

C'est surtout dans la convalescence de la rougeole, de la coqueluche, de la grippe qu'on pourra les rechercher. L'ombre qu'ils fournissent est irrégulière, festonnée, à contour polyclique et immobile. La teinte varie suivant le volume, la structure, la composition chimique de ces organes. Les adénites aiguës à tissu peu consistant sont pâles, tandis que les chroniques, scléreuses avec infiltration assez fréquente de sels calcaires produisent une silhouette foncée.

Dans les tumeurs malignes des ganglions, du thymus, de la glande thyroïde, l'examen radioscopique complète les données cliniques par des renseignements positifs sur l'existence, le siège et l'étendue des lésions.

Péricarde, cœur. — La péricarde dans les radiodiagnostics est inséparable du cœur à l'exception des cas où il s'est fait dans l'intérieur de la séreuse un épanchement d'air (pneumo péricarde).

Cette union n'a du reste d'importance qu'au point de vue du diagnostic de l'épanchement péricardique avec la dilatation ou l'hypertrophie du cœur. Il y a plus de probabilités pour l'épanchement lorsque la silhouette paraît agrandie, plus régulièrement circulaire qu'à l'état normal, avec ses mouvements rythmiques plus ou moins atténués. C'est surtout dans les cas d'emphysème pulmonaire que l'utilité de ce diagnostic différentiel a son importance parce que le cœur et le péricarde sont alors plus difficiles à percuter et à ausculter.

La radioscopie sert dans les affections du cœur à révéler les modifications de situation, de forme et de volume de l'organe et, dans une certaine mesure à apprécier, l'énergie et le rythme de ses battements.

L'examen se fait en général en P F. A l'état normal, la situation du cœur est le plus souvent identique chez tous les individus examinés. Lorsqu'il y a déplacement celui-ci peut être congénital ; alors les autres viscères et la crosse de l'aorte sont transposés aussi, ou acquis, c'est alors l'indice d'une affection quelconque. Si le déplacement est latéral, il peut être dû à un épanchement dans la plèvre ou à des adhérences de cette séreuse, au pneumothorax, à la sclérose pulmonaire, lésions qui se traduisent sur l'écran par des aspects spéciaux. Il en est de même pour les kystes hydatiques du foie ou des poumons ; les néoplasmes sont souvent translucides.

Il arrive quelquefois dans les déplacements latéraux qu'un seul des deux bords de la silhouette du cœur demeure visible et même, lorsqu'il est répoussé à droite, elle peut se fondre tout entière dans les ombres du sternum et de la colonne vertébrale, tandis qu'à sa place ordinaire la clarté pulmonaire vient se substituer.

Les déplacements du cœur en haut sont causés par la distention gazeuse de l'estomac, l'ascite ou les tumeurs de l'abdomen ; les deux premières se traduisent nettement sur l'écran, tandis que les autres peuvent, en raison de leur transparence, échapper à l'examen.

Dans l'emphysème pulmonaire, la pointe du cœur est abaissée ainsi que le diaphragme qui devient en même temps moins mobile. Faites alors placer le malade en PDT. vous verrez que le cœur est repoussé en arrière.

Les dimensions visibles du cœur fournissent des renseignements utiles surtout quand l'emphysème rend la percussion illusoire. Chez certains vieillards et chez beaucoup de tuberculeux ou de prédisposés à la bacillose l'ombre cardiaque est petite, la pointe dépassant à peine l'ombre médiane du médiastin.

La silhouette est au contraire agrandie dans les lésions valvulaires, qu'elles soient d'origine artérielle ou rénale. Les hypertrophies générales ou partielles se traduisent par l'agrandissement prédominant, en bas et sur la moitié gauche dans l'hypertrophie du ventricule gauche, en haut et à droite dans celle du ventricule droit. Dans le premier cas la courbe ventriculaire s'accentue, la pointe s'arrondit ; dans le second l'ombre médiane est élargie.

Les battements rythmiques de la silhouette du cœur, les pulsations du bord gauche et de la pointe peuvent être 1° affaiblis : tuberculose, cachexies ; 2° augmentés : lésions aortiques, artériosclérose, néphrite interstitielle. Dans l'insuffisance aortique ce sont les pulsations de la silhouette de l'aorte qui augmentent d'amplitude ; dans l'insuffisance mitrale on aperçoit le pouls de l'oreillette gauche ; dans l'insuffisance tricuspide celui de l'oreillette droite et de la veine cave. Pour percevoir ces deux derniers phénomènes il faut placer le malade en PPD.

Pour mesurer les dimensions du cœur et en garder le schéma nous recommandons la méthode suivante, très suffisamment exacte pour les besoins de la clinique : Placer le malade en PF ; poser sur l'écran une feuille de papier à calquer ; adapter à l'ampoule un indicateur d'incidence. Promener celui-ci autour de la silhouette cardiaque de manière à ce que le croisillon de fils vienne successivement affleurer les deux pointes extrême du grand et du petit diamètre de celle-ci et quelques points intermédiaires, marquer ceux-ci sur le calque avec le crayon radiographique et les joindre ensuite par une ligne courbe.

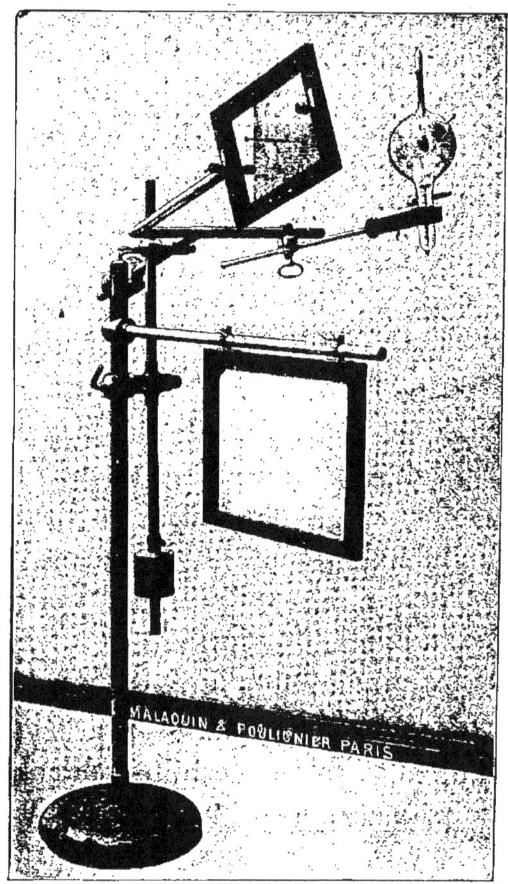

Fig. 22. — Orthodiagraphe.

Ces schémas peuvent servir à distinguer la dilatation cardiaque de l'hyperthrophie. A cet effet, on pratique à quelques jours de distance deux examens successifs, en prenant chaque fois le schéma de l'ombre du cœur. Dans la dilatation, les deux examens donneront deux schémas différents comme dimensions ; dans l'hypertrophie, ils restent identiques à très peu de chose près.

Aorte. — La radioscopie est le procédé le meilleur pour l'exploration de l'aorte thoracique, car nul autre ne donne de renseignements aussi précis sur la position, la forme et les dimensions de ses divers segments.

L'examen se fait d'abord en PO, en PF, puis en PPG et en PPD. En PO, à l'état normal, l'aorte est invisible ; en PF, le renflement pulsatile du bord gauche de l'ombre médiane sous la clavicule marque la présence de la crosse. En PPG, l'aorte descendante est figurée par une bande tranchant par sa teinte foncée sur les espace clairs retrosternal en avant et retrocardiaque en arrière. En PPD, apparaissent : l'espace clair qui fait suite à l'ombre médiane, la bande sombre de l'aorte ascendante, l'espace clair retro-sternal. C'est la position de choix pour l'étude de la concavité de la crosse de l'aorte.

L'emploi du diaphragme iris en plomb est presque indispensable.

Si l'aorte est simplement déplacée la radioscopie en PF montre l'ombre médiane anormalement saillante à droite ou à gauche.

Si PF révèle le bord gauche de l'ombre médiane ou les deux bords très saillants avec renflements pulsatiles à contour semi-cerclés, et PPG ou PPD la bande aortique élargie et allongée mais sans déformation il y a dilatation générale de l'arc aortique.

Chez les sujets âgés on trouve souvent en PF et en POD ou POG un renflement anormal de la crosse avec teinte plus foncée. C'est l'athérome.

Les anévrysmes vrais se traduisent par des ombres anormales plus ou moins grosses, nettement arrondies ou ovalaires, faiblement pulsatiles, à siège variable sur le trajet du vaisseau.

Souvent les anévrysmes ne se voient pas en PF ou en PO et ne se révèlent que dans les positions obliques ; c'est le cas pour les petits anévrysmes de la crosse.

Ceux du tronc brachio-céphalique fournissent une silhouette bien limitée, peu pulsatile, siégeant en PF dans l'angle sterno-claviculaire droit et nettement distincte de celle de l'aorte dans les positions obliques.

La veine cave ne se voit qu'en PAG, sous forme d'une ombre faible, mais distincte de l'ombre médiane. Dans la stase veineuse générale elle élargit en PF l'ombre médiane et présente parfois des mouvements pulsatiles synchrones à ceux du cœur.

S'ils siègent à la partie supérieure du bord droit de l'ombre médiane, ils traduisent la transmission des pulsations aortiques, s'ils s'étendent à tout ce bord droit, chez les malades atteints d'insuffisance tricuspide, ils représentent le pouls de l'oreillette droite et le pouls cave positif, souvent accompagnés du pouls hépatique également visible sur l'écran.

L'examen de l'aorte est facile lorsqu'il n'existe aucune lésion dans le médiastin ou les poumons. Mais la persistance du thymus, le goitre rétro-sternal, les déformations des vertèbres et certaines lésions de la plèvre, des poumons ou du cœur, le compliquent parfois et en rendent les résultats moins certains.

CHAPITRE III

PLÈVRE ET POUMON. UTILITÉ DE LA RADIOS-
COPIE DANS LES DIAGNOSTICS DOUTEUX : TU-
BERCULOSE PULMONAIRE, GANGRÈNE PUL-
MONAIRE, PNEUMONIE, EMPHYSÈME, KYSTES,
CANCERS.
PLEURÉSIE SÉREUSE, PURULENTE ; PLEURÉSIES
INTERLOBAIRES, DIAPHRAGMATIQUES, ADHÈ-
RENCES ; PYOPNEUMOTHORAX, HYDROPNEU-
MOTHORAX.

Plèvre. — La percussion et l'auscultation
fournissent, dans les affections de la plèvre ou
du poumon, des éléments ordinairement suffisants pour le diagnostic. Il y a cependant un
certain nombre de cas dans lesquels la radioscopie ou la radiographie interviennent utile-
ment.

A l'état normal, la plèvre est transparente

aux rayons X et ceux-ci ne donnent de silhouette que si le tissu de la séreuse est modifié
par des lésions inflammatoires, ou si les cavités
sont plus ou moins remplies par des épanchements. Le professeur Bouchard a, le premier,
constaté et annoncé que chez les malades atteints de pleurésie fibrineuse, la présence du
liquide se traduit par une ombre dont la teinte
varie avec l'épaisseur de l'épanchement et contraste plus ou moins vivement avec la couleur
gris clair du côté sain. Cette silhouette indique
comment l'épanchement est réparti dans la séreuse et ses limites correspondent exactement
à celles qu'indique la percussion. L'examen révèle aussi les déplacements du médiastin ou du
cœur lorsqu'ils existent. L'ombre, par sa couleur, ne fournit aucune indication sur la nature
séreuse, purulente ou hémorragique de l'épanchement, mais elle permet d'en suivre les os-
cillations et de constater si la résorption est ou
non complète, si la guérison se fait avec ou sans
adhérences.

C'est pour le diagnostic des petits épanchements que la radioscopie est vraiment utile.
Pour découvrir ceux du sinus inférieur de la
plèvre, il faut en PO et en PF, élever puis

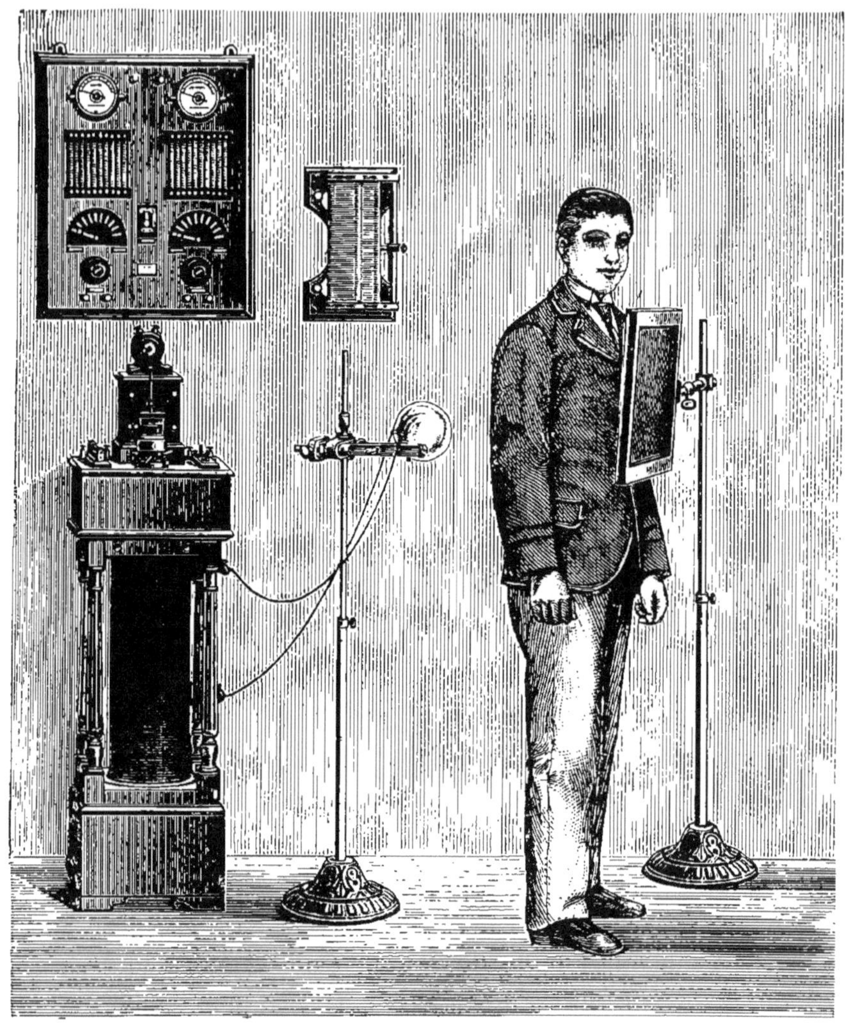

Fig. 23. — Dispositif simple pour l'examen du thorax.

abaisser l'ampoule au-dessus et au-dessous des limites de la région et faire ensuite prendre au malade les positions obliques ou latérales pour observer l'espace clair rétro-cardiaque. Il est quelquefois utile de faire coucher le malade sur le côté, et, si l'affection siège à gauche, d'insuffler légèrement l'estomac.

L'épanchement interlobaire forme une silhouette légèrement ovalaire, tranchant nettement sur la transparence pulmonaire. L'aspect en varie en PF et en PO et suivant la hauteur du tube. Les épanchements médiastinaux se reconnaissent à un élargissement plus ou moins marqué de la bande médiane ; c'est pourquoi, s'ils sont peu abondants, ils échappent quelquefois même à un examen très attentif.

Dans la pleurésie sèche, l'ombre est plus légère, à contours irréguliers.

Les épaississements, les adhérences consécutifs aux pleurésies, ont l'apparence de bandes grisâtres irrégulièrement disséminées, très perceptibles sous une certaine incidence des rayons, presque invisibles dans l'incidence opposée. Si l'épaississement occupe la base du thorax, il n'est visible qu'en PO ; celui des feuillets interlobaires a la forme d'une bande assez mince, oblique en bas et en avant, visible en PO lorsque l'ampoule est à la hauteur de la tête, en PF quand on abaisse le tube vers le bassin. La **symphyse pleurale,** sans épaississement des feuillets, produit une déformation de la silhouette du diaphragme qui devient aplanie, presque perpendiculaire à la paroi latérale du thorax et formant avec elle un angle dont le sommet ne s'abaisse pas pendant l'inspiration.

Dans l'**hydrothorax** ou le **pyopneumothorax**, le côté malade est divisé en deux zônes : l'une très claire, l'autre absolument noire, séparées par une ligne horizontale, qui le demeure dans les diverses attitudes du malade ; s'il fait un mouvement brusque, la ligne ondule, traduisant à l'œil le remous de la succussion hippocratique. Au repos, on y observe parfois de petits mouvements rythmiques synchrones aux battements du cœur.Quand le diaphragme est affaissé, la ligne de séparation des zônes s'élève à l'inspiration, s'abaisse à l'expiration.

La transparence de la zône claire supérieure est plus forte que celle du côté sain, on y voit

près du hile, la silhouette du moignon pulmonaire.

Dans le **pneumothorax**, tout le côté atteint
est anormalement translucide et la silhouette
du diaphragme abaissée et aplanie. Comme
dans l'hydrothorax, le moignon pulmonaire est
visible sur l'écran.

Pour déterminer le siège des *trajets fistu-
leux intrathoraciques*, on y introduit une sonde
souple contenant un mince fil de métal flexible
(plomb) ou un peu de mercure. Pour mesurer
les dimensions des cavités accidentelles ou
chirurgicales de la plèvre, on les remplit avant
l'examen de glycérine iodoformée.

Poumon. — L'examen du thorax en PF
montre que la transparence ne correspond pas
à droite à toute l'étendue du poumon, en partie
masquée par l'ombre du diaphragme et du foie ;
ce n'est qu'au dessus de la quatrième côte que la
clarté est identique à celle du côté gauche ; sur
cette dernière, l'ombre du cœur empiète légèrement. En PO, la transparence du poumon
droit est perceptible jusqu'au niveau de la
neuvième côte ; à gauche, sa largeur est diminuée
par la silhouette du cœur.

Une zône légèrement plus foncée marque de

chaque côté la place des omoplates. En PF, la région sus-claviculaire antérieure est légèrement obscurcie par l'épaisseur des parties molles en PO et, pour la même raison, c'est la région sus-épineuse.

Presque toutes les affections du poumon modifient cette image normale, ainsi que les mouvements des côtes et du diaphragme. C'est pourquoi dans l'examen skiascopique, il faut toujours tenir compte de l'aspect de ces organes eux-mêmes et de la mobilité du diaphragme et des côtes, dont les modifications jouent un rôle important dans le diagnostic.

Tuberculose pulmonaire. — C'est parmi les affections de cet organe, celle où l'emploi du radiodiagnostic est le plus formellement indiqué, parce que les renseignements qu'il fournit sont déjà positifs, alors que l'auscultation et la percussion la plus attentive, ne donnent encore que des présomptions.

En effet, bien avant que les crachats renferment le bacille de Koch, alors que la percussion et l'auscultation minutieuse laissent le praticien perplexe, la silhouette pulmonaire est déjà caractéristique de la période de germination : les régions envahies, en général un des sommets ou les deux, sont moins transparentes que les voisines et parsemées de petites taches mal délimitées, se détachant comme un piqueté sur le fond plus clair ; l'étendue de l'image pulmonaire du côté atteint est diminuée. Enfin, la position et la mobilité du diaphragme sont modifiées, ce qui constitue un signe important. La courbure de la ligne diaphragmatique, surtout lorsque c'est le côté gauche qui est atteint, est aplatie et le muscle, à la fin des inspirations, et surtout des inspirations volontairement profondes, descend moins bas que du côté sain, tandis qu'à l'expiration il arrive au même niveau des deux côtés. Si les deux poumons sont pris, l'expansion du diaphragme, qui est normalement de 5 à 6 centimètres, se réduit à 4 ou 3. Ce défaut de mobilité s'observe aussi dans l'emphysème, mais la transparence exagérée du poumon dans ce cas, fixe le diagnostic. Kelsch, Salle, Destot, ont ainsi découvert chez des jeunes soldats ou sur les élèves de l'école de santé militaire de Lyon des signes radioscopiques de tuberculose, même chez des sujets qui, à la percussion et à l'auscultation, n'avaient rien présenté d'anormal.

Ce diagnostic précoce de la tuberculose est particulièrement délicat. Il faut pour l'exécuter correctement, employer le diaphragme de plomb et une ampoule réglable à rayons peu pénétrants (3 à 5 du radiochromomètre), parce que ces derniers donnent de fortes oppositions entre les diverses teintes de la silhouette pulmonaire. Il y a aussi des causes d'erreur qu'il ne faut pas oublier : asymétrie thoracique, déviation de la colonne vertébrale, ganglions ou pseudo-lipomes du creux sus-claviculaire peuvent par les modifications de dimensions ou de clarté qu'ils engendrent, prêter à une mauvaise interprétation ; c'est par des examens nombreux faits avec l'ampoule à diverses hauteurs et par les changements de position du patient qu'on évite de se tromper.

Lorsque la tuberculose est certaine, d'après les signes sthétoscopiques et l'examen positif des crachats contenant le bacille spécifique, les rayons X sont encore utiles parce qu'ils indiquent avec une précision que n'ont pas les autres procédés d'investigation l'étendue et la localisation des lésions, les territoires fermés à l'hématose et ceux qui fonctionnent encore, renseignements précieux pour le pronostic.

La maladie confirmée se présente sous divers aspects. Les infiltrations pulmonaires confluentes avec tendance au ramollissement, produisent une opacité très foncée, plus accusée dans l'infiltration lobaire que dans les infiltrations lobulaires confluentes. S'il existe des nodules séparés par des espaces perméables à l'air, on voit sur le fond assez sombre des taches plus opaques, sortes de marbrures correspondant aux lobules caséifiés.

La caverne vide apparait sous la forme d'une espace plus clair que le reste du tissu pulmonaire, circonscrit par une sorte d'anneau irrégulier d'opacité inégale ; remplie de pus, elle est complètement opaque et la zône périphérique semble alors un peu moins obscure. La clarté des cavernes est d'autant plus grande qu'elle sont rapprochées de la paroi thoracique. Celles qui sont profondément situées et entourées d'une couche épaisse de tissu farci de tubercules sont comme la caverne pleine de pus, tout à fait sombres.

Ces divers aspects prêtent donc quelquefois à des interprétations délicates qui peuvent même être erronnées si l'examen n'est pratiqué qu'une seule fois. Les caractères essentiels de la silhouette des cavernes sont l'opposition sur l'image du poumon d'une zone plus ou moins régulièrement annulaire en entourant une autre plus transparente que le reste du tissu pulmonaire voisin. Les foyers de broncho-pneumonie diffuse sont représentées par une zône légèremant obscure qui s'éclaire au moment de l'inspiration ; les foyers de sclérose sont opaques et leur aspect n'est pas modifié par l'inspiration même profonde.

Catarrhe chronique avec dilatation des bronches. — Cette affection se différencie nettement sur l'écran de la tuberculose. Le poumon, en effet, reste parfaitement translucide, quelquefois même plus qu'à l'état normal, surtout aux sommets, et sur ce fond très lumineux se détache dans certains cas un piqueté de petites ombres à contours irréguliers indiquant la sclérose péribronchique.

Emphysème. — Ses caractères sont : l'agrandissement du champ lumineux pulmonaire, l'abaissement permanent du diaphragme qui pendant les inspirations profondes s'abaisse plus vers l'abomen qu'à l'état normal, tandis que pendant l'inspiration il remonte moins haut. Le cœur chez les vieux emphysèmateux semble élargi, plus vertical dans la poitrine parce que sa pointe est abaissée. Dans l'examen latéral l'espace rétro-sternal est agrandi et plus clair. L'emphysème circonscrit est plus difficile à reconnaître et quelquefois même gêne le véritable diagnostic. Cela se rencontre surtout au début de la tuberculose, la clarté exagérée des lobules emphysémateux masquant l'ombre de ceux qui sont infiltrés.

Sclérose. — Il y a diminution de l'éclat et de l'étendue de la transparence pulmonaire, et immobilisation plus ou moins complète du diaphragme aux deux temps de la respiration. En cas de sclérose unilatérale chez les sujets jeunes, bien musclés, on peut voir dans les fortes inspirations l'ombre médiane du médiastin attirée du côté malade soit dans sa totalité soit en partie, suivant que la sclérose est totale ou partielle.

Gangrène. — Le diagnostic de cette affection avec la bronchite putride présente souvent de grandes difficultés. S'il s'agit de bronchite le poumon reste clair dans toute son étendue ; s'il y a gangrène, on voit soit une opacité anormale bien circonscrite, soit à la suite des vomiques une image analogue à celle de la caverne tuberculeuse. La recherche radioscopique de la gangrène. pulmonaire a une importance thérapeutique, parce qu'en indiquant au chirurgien le siège et l'étendue des lésions elle lui permet d'intervenir activement et de bonne heure. et de sauver ainsi le malade (Verchére et Cayla).

Pneumonie. — Comme toute les lésions qui entraînent la suppression de l'entrée de l'air dans les poumons, dont le tissu se trouve condensé, la pneumonie se traduit par une opacité dont les contours nettement limités correspondent exactement aux dimensions de la lésion.

D'autres signes cliniques plus faciles à constater suffisent en général pour faire le diagnostic ; c'est seulement dans les pneumonies centrales où ces signes manquent que les rayons X ont leur véritable utilité ; il servent aussi à suivre la marche de la résolution, souvent beaucoup plus lente qu'on ne serait tenté de le croire après la disparition des autres signes physiques.

Les foyers de broncho-pneumonie, comme les congestions et les œdèmes ne se traduisent que par des ombres légères à contour mal délimité, disparaissant pendant les inspirations profondes. Dans les congestions passives qui accompagnent souvent les affections du cœur ou des reins, l'opacité, qui siège aux bases, croit de haut en bas et obscurcit les contours du diaphragme et des sinus costo-diaphragmatiques.

Kystes hydatiques. — Ils fournissent une ombre arrondie, régulière, à contours nettement limités, absolument opaque lorsque le kyste est entier. Lorsqu'il est rompu, son centre devient clair et la poche forme autour de cette zône transparente, un anneau foncé régulier qui pourrait faire croire à l'existence d'une caverne.

Cancers. — Ils révèlent leur présence par des ombres dont la forme et l'étendue permettent de mesurer les dimensions de la tumeur, mais sans fournir d'indications sur sa nature ; chez les malades porteurs de néoplasmes dont le siège est dans d'autres régions, l'exploration radioscopique montre seule quelquefois, l'existence de foyers métastatiques qui, sans cela, passeraient inaperçus.

Abcès. — Très opaques comme les kystes hydatiques avec des contours nets, ils se distinguent de ces derniers par leur forme, en

général plus allongée, et des pleurésies pu-
rulentes par leur siège en dehors des sillons interlobaires. Dans ces cas, de même que dans
les kystes hydatiques et les pleurésies puru-
lentes, l'examen sous diverses incidences est
indispensable à la localisation exacte, et pour
la radiographie l'emploi de la stéréométrie
s'impose si l'épreuve est destinée à servir de
guide à l'intervention chirurgicale.

CHAPITRE IV

INDICATIONS DE L'EMPLOI DES RAYONS X POUR L'EXAMEN DES ORGANES DE L'ABDOMEN. TUMEURS. CALCULS. ABCÈS.

La radioscopie et la radiographie s'appliquent à deux catégories d'affections de l'abdomen : l'examen des organes digestifs, la recherche des calculs dans les voies biliaires ou urinaires.

Ce sont surtout les tumeurs des organes de la partie supérieure de l'abdomen qui motivent l'emploi des rayons X pour la première catégorie. Les **kystes hydatiques du foie** produisent souvent une déformation de la convexité de cet organe ; nous en avons vu un bel exemple à la Charité, dans le service du professeur Tillaux.

La tumeur formait une ombre hémisphérique ayant environ 8 centimètres de rayon au-dessus de la silhouette hépatique et plus opaque que celle-ci.

Le professeur Lapeyre a pu faire, par la radioscopie, le diagnostic d'un kyste chez une malade qui souffrait depuis cinq à six ans d'une douleur vive dans le flanc droit que d'autres chirurgiens attribuaient à une tumeur du rein.

Les **néoplasmes** peuvent aussi provoquer des déformations plus ou moins irrégulières de la surface du foie (Beclère). Les **abcès** se traduisent par une ombre plus foncée que celle du parenchyme de l'organe. Dans les **abcès gazeux sous-phréniques**, la silhouette du foie et celle du diaphragme normalement confondues, se dissocient et sont séparées par une zône claire. On peut, lorsque l'abcès présente la symptomatologie de la pleurésie purulente, utiliser le procédé préconisé par Achard ; ponctionner et évacuer partiellement l'abcès, injecter ensuite dans la cavité une certaine quantité d'air stérilisé et placer le malade devant l'écran. Si l'abcès siège dans le foie, la zône claire formée par le gaz injecté est surmontée d'une bande sombre en forme d'arc, correspondant au diaphragme ; si c'est une pleurésie, la bande diaphragmatique n'existe pas et on voit, en faisant changer l'attitude du malade, le liquide se mouvoir dans une très grande étendue surtout s'il n'y a pas d'adhérences.

La hernie diaphragmatique peut être reconnue par la présence, à la base de la silhouette du côté gauche du thorax, d'une zône claire limitée en haut par la bande sombre du diaphragme.

En remplissant l'estomac de gaz soit par l'insufflation, soit par l'ingestion de deux solutions de bicarbonate de soude et d'acide tartrique, il est parfois possible d'apercevoir les épaississements néoplasiques on non de la paroi antérieure de l'organe.

La radiographie permet, dans un certain nombre de cas, de vérifier l'existence des ectopies rénales. La netteté du contour des reins dans les périnéphrites suppurées, fait éliminer le diagnostic de tumeur. Dans les intestins, la seule recherche jusqu'ici véritablement utile est celle des corps étrangers.

Les **calculs des voies biliaires** ou **rénales** échappent presque toujours à l'examen radioscopique à cause de leur faible opacité. Il faut donc, pour les percevoir, employer la radiographie. Encore ne faut-il pas trop compter sur ce dernier procédé pour les calculs biliaires qui sont presque toujours composés à peu près exclusivement de cholestérine transparente et masqués par les tissus plus sombres de cette région : foie et reins. Ce n'est que lorsqu'ils contiennent des sels de chaux qu'ils se traduisent sur la plaque.

Les calculs du rein sont plus faciles à déceler au moins lorsqu'ils sont composés de phosphate, de carbonate ou d'oxalate de chaux. Une radiographie négative, lorsque les signes cliniques de lithiase sont positifs, ne peut donc que faire supposer qu'il s'agit de calculs d'acide urique.

Le cliché est toujours beaucoup plus net que l'épreuve sur papier parce qu'il faut opérer pour obtenir de bons résultats avec des rayons faiblement pénétrants (4 à 6 de radio-chromomètre). L'aspect des ombres fournies est variable : tantôt les contours en sont assez nets et se détachent bien du fond, tantôt l'image est *floue* sans limites précises, à bords estompés, ou elle ressemble à de petits nuages (calculs en voie de formation). Leurs dimensions, leur forme, différent d'un cas à l'autre suivant le groupement des calculs. Le volume et le nombre de ces derniers sont souvent difficiles à apprécier, surtout lorsque la masse calculeuse est grosse, parce qu'alors, certaines pierres chevauchant les unes sur les autres, leurs silhouettes se confondent. Ordinairement, ils se trouvent au niveau des 2e et 3e vertèbres lombaires, plus bas que les côtes et en dehors des apophyses transverses. L'ectopie du rein, son hypertrophie peuvent cependant modifier cette localisation, ce qui a une grande importance au point de vue opératoire.

Les principales difficultés de la radiographie des calculs du rein en dehors de leur composition chimique viennent du volume des concrétions, de l'épaisseur des tissus interposés ; chez les sujets maigres, les épreuves viennent mieux et Béclère a même pu montrer à la Société médicale des hôpitaux, sur l'écran fluorescent, un calcul du rein droit chez un homme de 31 ans. Mais c'est là un fait exceptionnel.

La radiographie doit se prendre le malade étendu sur le dos avec une plaque assez grande pour contenir les lombes et l'excavation pelvienne du côté malade, les rayons doivent être centrés au moyen du diaphragme iris et du compresseur qui diminue en déprimant la paroi abdominale, l'épaisseur des tissus interposés. Le cliché ne devra être tenu pour bon que si on y distingue nettement les dernières côtes et les apophyses transverses avec leurs détails de structure et les contours du muscle psoas; quelquefois on aperçoit le contour du rein.

Calculs de la vessie. — Ils s'obtiennent en général facilemement et très nets, surtout chez les enfants ; Laurie, T. Léon, Buxbaum en ont montré des cas d'autant plus inéressants que les radiographies donnaient des renseignements que la cystoscopie ou le cathétérisme n'avaient pu fournir, notamment lorsqu'il s'agit de distinguer les calculs vésicaux de ceux qui sont enclavés à la partie inférieure de l'urèthre. La radiographie est une ressource précieuse encore lorsque le cathétérisme et la cystoscopie sont contre-indiqués ou refusés par le malade.

La technique ici ne présente rien de particulier, les épreuves se prennent comme celles du bassin.

CHAPITRE V

MALADIES DES OS. — SYPHILIS. — LÈPRE,
MALADIE DE PAGET. ACROMÉGALIE, MYXŒ-
DÈME, TABES, OSTÉOMALACIE, EXOSTOSES
OSTÉOGÉNIQUES. RACHITISME.

Syphilis. — Les os sont tantôt plus clairs,
tantôt plus foncés qu'à l'état normal suivant
qu'il y a ostéoporose ou ostéosclérose. Les
gommes se distinguent assez facilement des lésions tuberculeuses par les caractères suivants :
siège ordinaire sur la diaphyse des os longs,
quelquefois confluentes, mais sans effondrement,
séquestres rares, presque toujours accompagnés d'une ostéosclérose formant une saillie
fusiforme, foncée, homogène ou renfermant
quelques cavités claires, tantôt limitées, tantôt
s'étendant sur la plus grande partie de la diaphyse dont le canal médullaire est épaissi, irré-

10

gulier, comme bosselé. En dehors de la lésion, l'os paraît complètement sain.

Lèpre. — La transparence des phalanges des doigts, surtout des dernières, est augmentée, elles présentent des sillons et peuvent disparaître complètement. Sur les os longs, on a observé des épaississements dus à la périostite. A ce niveau le canal médullaire est épaissi mais régulier.

Acromégalie. — C'est dans le cas de diagnostic douteux qu'il faut avoir recours aux rayons X. Ils décèlent au niveau du crâne des lésions caractéristiques insaisissables par les autres procédés d'investigation : épaississement irrégulier des parois du crâne, développement exagéré principalement en hauteur et en profondeur des sinus frontaux et quelquefois des sinus maxillaires ; la fosse pituitaire, à parois épaissies, paraît allongée et creuse, en forme de coupe, les métacarpiens, les métatarsiens et surtout les phalanges sont déformés, les épiphyses de ces dernières grossies et irrégulières sont couvertes d'ostéophytes. En même temps le tissu osseux en devient moins opaque, parfois la diaphyse est élargie.

Les interlignes articulaires du carpe, du métacarpe, des phalanges sont agrandis.

Myxœdème. — La radiographie a montré que les os subissent un arrêt de développement caractérisé par la brièveté des diaphyses, l'élargissement des interlignes articulaires, la persistance de l'état cartilagineux des épiphyses et des cartilages de conjugaison, le retard de l'apparition des points d'ossification. L'examen radioscopique permet de suivre les effets du traitement thyroïdien et de le doser en conséquence.

Ostéomalacie. — La transparence des os varie avec leur pauvreté en sels calcaires depuis le simple éclaircissement jusqu'à la disparition totale de la silhouette osseuse. On constate que chez le sujet tous les os ne sont pas au même degré d'altération.

Exostoses ostéogéniques. — Ces productions sont généralement la cause de douleurs persistantes ou de déformations du squelette qui peuvent déterminer des infirmités : main bote, genu valgum, pied plat. Leurs caractères radiographiques sont : une ossification prématurée des cartilages juxta épiphysaires près desquels siègent généralement ces exostoses, une ombre de forme et de teinte variables suivant qu'elles sont constituées par du tissu compact ou du tissu spongieux.

Rachitisme. — Les diaphyses paraissent plus courtes, amincies à leur partie moyenne, élargies à leurs extrémités qui sont irrégulières, légèrement concaves ; les courbures anormales des os profonds comme le fémur, sont plus exactement appréciées que par l'examen clinique. Il en est de même pour les déformations des côtes, celles du bassin, notamment celles du détroit supérieur, dont la radiographie faite dans certaines conditions, facilite la mensuration.

La radioscopie suffit pour constater les autres altérations des os. La radiographie, lorsqu'on la veut prendre, s'exécute de la même façon que celle des os des diverses régions pour les fractures avec cette différence qu'il n'est pas utile de prendre deux poses sur plans perpendiculaires l'un à l'autre.

CHAPITRE VI

MALADIES DES ARTICULATIONS. ARTHRITES AIGUES. ARTHRITES TUBERCULEUSES. RHUMATISME CHRONIQUE. ARTHROPATIES NERVEUSES. NODOSITÉS D'HEBERDEN ET DE BOUCHARD. CORPS MOBILES ARTICULAIRES.

Arthrites aiguës. — Les épanchements se traduisent par une opacité variable avec la quantité et la nature du liquide, le pus est moins foncé que la sérosité. En même temps les os paraissent plus sombres qu'à l'état normal. Les lésions osseuses dépendent de la cause de l'arthrite, on peut voir, suivant celle-ci, des taches claires entourant des sequestres foncés, ou le décollement des épiphyses chez les sujets jeunes. Dans la blennorrhagie il n'y a quelquefois aucune lésion.

Mais c'est l'état de l'interligne articulaire et la mobilité qui sont intéressants à noter. Quand

10.

le cartilage est atteint, l'interligne se rétrécit jusqu'à disparaître complètement ; les vestiges du cartilage ont une teinte grise floconneuse. Lorsqu'il y a ankylose, la radiographie sert à déterminer si elle coïncide avec la destruction totale du cartilage ou des adhérences osseuses plus ou moins étendues, comme cela est fréquent dans le rhumatisme gonococcique. Pour être bien renseigné, il faut prendre deux épreuves, une de face et une de profil, afin de connaître exactement l'étendue de la fusion des os.

Arthrites tuberculeuses. — Les renseignements donnés dans les tumeurs blanches sont quelquefois négatifs parce qu'il n'y a pas encore d'altérations visibles des os. Quelquefois, au contraire, ils sont positifs, alors que les signes cliniques sont douteux.

Ordinairement, toute la cavité articulaire semble foncée, avec des limites tantôt diffuses, tantôt nettement dessinées par le trait opaque de la synoviale épaissie, mais ces signes n'ont rien de caractéristique s'ils ne sont accompagnés des silhouettes de la tuberculose concommittante des os : teinte blanchâtre générale dè toute l'épiphyse, taches claires circonscrivant les couches plus foncées des séquestres, interligne articulaire assombri, irrégulier, moins distinct des surfaces articulaires, qui sont inégales et floues ; si la diaphyse se désagrège, l'interligne articulaire s'agrandit. Lorsque la destruction de l'épiphyse est suffisamment avancée, les déformations que les os subissent pour s'adapter l'un à l'autre rappellent celles de l'arthrite déformante. Alors les diaphyses adhèrent l'une à l'autre par des sortes de cals qui consolident l'ankylose ; il se forme des abcès périarticulaires marquant de taches opaques les tissus voisins de l'article en même temps que se produisent les luxations ou néarthroses, faciles à distinguer sur l'écran ou l'épreuve. Dans le voisinage des lésions principales, la diaphyse des os s'éclaircit par suite de la distrophie qui frappe l'ensemble du squelette.

Dans la coxalgie, on distingue parfaitement les échancrures marginales, les séquestres, une voussure à convexité interne du fond de la cavité cotyloïde malade. Il est facile de constater la déformation des surfaces articulaires, l'élargissement, surtout en haut, de la cavité cotyloïde, l'usure de son bourrelet, le glissement du fémur vers la crête iliaque, et, par conséquent, l'imminence de la luxation.

L'éclaircissement de la diaphyse fémorale contraste nettement avec la teinte normale du côté sain.

Dans le mal de Pott au début, dont les douleurs sont si facilement prises pour des névralgies intercostales, l'examen du rachis montrant l'état des vertèbres atteintes, affermit le diagnostic. On peut aussi suivre les effets du redressement des gibbosités. Hoffa a constaté de cette façon que l'opération provoquait un enfoncement du corps des vertèbres les uns dans les autres qui diminue les pertes de substance et que l'ossifisation qui se fait sur la face antérieure des vertèbres consolide le rachis.

Rachitisme chronique. — Les lésions, au moins cells des mains et des pieds, évoluent en trois périodes. Au début, le cartilage articulaire s'amincit, l'interligne diminue ou s'efface, le tissu osseux des phalanges entre en contact. Celles-ci se soudent ou se déplacent.

Dans la seconde période, les épiphyses grossissent, s'écrasent et deviennent plus sombres (ostéotite condensante).

Dans la troisième, elles perdent leur striation, deviennent floues et peuvent disparaître complètement par résorption.

Toutes les articulations ne sont pas prises en même temps au même degré et les déformations visibles à l'œil nu ne coïncident pas forcément avec celles qu'on constate sur l'écran, certaines d'entre elles ayant une origine musculaire. Dans les articulations du carpe, dans celles du tarse, dans les grandes articulations des membres, les lésions sont identiques, mais leur aspect varie suivant leur situation et leur rôle dans les divers mouvements.

Goutte. — Les tophus d'urate de chaux, parfaitement transparents aux rayons X, apparaissent dans les os sous la forme de taches blanches arrondies ou irrégulières, siégeant presque toujours dans le tissu spongieux, à bords nets et un peu plus sombres que le reste de l'os. Sur les diaphyses, l'érosion tophacée affecte généralement la forme d'une échancrure plus étendue en surface qu'en profondeur ; les surfaces articulaires des os, quand les articulations sont atteintes, se montrent irrégulières, sans déviations, ni luxations. Le reste du squelette est normal.

Les rayons X peuvent quelquefois faciliter la

reconnaissance de la goutte au début, en révélant l'existence de dépôts d'urates, avant qu'on constate d'autres signes bien nets de l'affection. Mais c'est surtout pour la distinguer du rhumatisme déformant que la radiographie a son utilité réelle, en montrant s'il existe ou non ces altérations des os ou des cartilages que nous avons décrites comme caractéristiques de cette dernière affection.

Arthropathies nerveuses. — Dans le tabes, on observe des lésions destructives (raréfaction osseuse) amenant des déformations considérables, des luxations, des fractures et en même temps une prolifération très active : taches sombres, irrégulières, envahissant la capsule articulaire, les ligaments, les tendons, les muscles, qui donne aux épreuves un aspect tout à fait fantastique.

Dans la syringomyélie, il y a éclaircissement puis disparition des extrémités osseuses articulaires sur une assez grande étendue. C'est à la main que se voient les lésions les plus caractéristiques et les plus constantes : taches claires disséminées surtout au niveau des épiphyses, des métacarpiens et des phalanges ; quelquefois, taches sombres d'ostéite condensante.

Nodosités d'Heberden et nodosités de Bouchard. — Les premières forment sur les épreuves des taches sombres très irrégulières, paraissant adhérer aux phalanges près des articulations.

Les nodosités de Bouchard ont l'apparence de petites taches arrondies, situées au niveau des articulations des premières avec les deuxièmes phalanges.

Corps mobiles articulaires. — Ils ne sont pas toujours perceptibles aux rayons X, étant quelquefois cartilagineux ; osseux, ils ont l'aspect de nodules plus transparents que les os, mais plus opaques que les parties molles. Pour les percevoir, il faut examiner l'articulation sous toutes ses faces, car ils peuvent être masqués par les os. Il faut aussi se garder de les confondre avec les os sésamoïdes. Ceux-ci se distinguent par leur position, à une certaine distance de l'articulation, leur forme : le grand diamètre correspondant à l'axe du tendon qui les renferme ; leur mobilité pendant la contraction du muscle sur lequel ils sont fixés.

QUATRIÈME PARTIE

EMPLOI DES RAYONS X EN OBSTÉTRIQUE

Jusqu'à présent, la radiographie n'a pu rendre de services véritablement appréciables pour le diagnostic de la grossesse et de la position du fœtus. Bien que divers expérimentateurs : Lévy Dorn, Mullerheim, Varnier, Bouchacourt, aient obtenu des radiographies de fœtus conservés dans l'alcool, ou dans l'utérus gravide frais, mais enlevé du bassin, jusqu'à présent, chez la femme enceinte, le résultat est resté négatif, ce qui tient à plusieurs causes : mouvements du fœtus, des organes maternels, épaisseur des tissus à traverser, pulsation des vaisseaux et enfin présence du liquide amniotique. Il n'y a donc que les applications médico-légales que nous avons exposées précédemment, qui aient réellement quelque valeur.

Le succès a été plus grand en ce qui concerne la mensuration des bassins rétrécis et bien que l'image obtenue soit déformée à cause de la distance relativement courte (50 à 70 centimètres) entre le tube et la plaque nécessaire pour éviter les poses trop longues, on peut, à l'aide de certains procédés, apprécier cette déformation avec une exactitude suffisante pour que la mensuration du bassin soit plus exacte qu'avec les autres procédés.

Les moyens employés pour évaluer la déformation de l'image sont au nombre de trois. Celui de Varnier, qui consiste à comparer la radiographie du bassin vivant avec celle d'un bassin sec pris dans les mêmes conditions ; celui de Treund, qui place la femme sur le lit de Tredenlenberg pour rendre le plan du détroit supérieur parallèle à la surface sensible de la plaque ; celui de Fabre, qui emploie des repères placés autour du bassin.

Pelvimétrie par comparaison. — La femme est placée dans le décubitus dorsal, tube à 50 centimètres de la plaque, orienté de façon que le miroir soit parallèle à celle-ci et placé sur la ligne médiane du corps dans le plan des épines iliaques antérieures et supérieures. Dans ces conditions, il est possible de mesurer à deux ou trois millimètres près : la distance qui sépare les épines iliaques antérieures et supé-rieures ; la largeur du sacrum ; celle de la crête épineuse lombo-sacrée aux épines pos-térieures et supérieures ; celle du milieu du promontoire aux symphises sacroïliaques ; en-fin, la dimension transversale du détroit supé-rieur en retranchant deux centimètres à l'image radiographique de celui-ci.

Pour le détroit inférieur, il faut prendre le bassin dans l'attitude assise ; les ischions se trouvent alors en contact avec la plaque.

Avec un tube placé à 5 mètres de la plaque on peut éviter les déformations ; mais il faut un appareil très puissant et une pose assez lon-gue, 15; 20 minutes, susceptible de fatiguer la patiente.

Pelviradiographie métrique. — Imagi-né par Fochier et Fabre, ce procédé fournit en vraie grandeur la courbe du détroit supérieur, ce qui est le point le plus important pour le pronostic de l'accouchement.

Il est nécessaire pour opérer d'ajouter à l'ou-tillage radiographique ordinaire un cadre qui fournit les repères nécessaires.

Ce cadre est composé de 4 règles en acier

formant un rectangle de 32 centimètres de long
sur 16 de large.

Trois règles sont fixes, la quatrième est mobile sur des coulisess, ce qui permet de l'enlever pour fixer le cadre autour du bassin. La
règle mobile se place au contact du sommet
du pubis, la règle postérieure à celui de la
crête sacrée. Les règles, à leur partie interne,
sont dentées de telle façon que les pointes de
chacune des dents sont séparées par un intervalle de 1 centimètre.

L'image de ces règles se reproduit sur la
plaque en même temps que celle du bassin. Il
est donc facile sur l'épreuve de joindre les
dentelures par des lignes qui paraissent irrégulièrement distantes à cause de la déformation
due à l'obliquité des rayons.

En reportant le tracé sur un papier quadrillé
au centimètre on a l'image corrigée du détroit
supérieur sur laquelle il est facile de mesurer
tous les diamètres et par conséquent d'apprécier les modifications de la courbe du détroit.

La patiente doit être étendue le ventre sur
le lit radiographique ; ainsi tout le sacrum disparaît et le promontoire se dessine nettement.

Tube à 65 centimètres de la plaque, oriente

de façon que le rayon d'incidence normale tombe du côté des pieds de la patiente, à 20 centimètres de la règle pubienne pose de 8 à 10 ou 15 minutes, suivant la puissance de l'appareil.

La position sur le ventre n'est vraiment utile qu'en dehors de la grossesse et pendant celle-ci jusqu'au cinquième mois. Plus tard l'utérus gravide masque le promontoire quelle que soit l'incidence des rayons. Le décubitus dorsal est alors moins fatiguant pour la malade. Mais la courbe obtenue dans ces conditions ne fournit de renseignements valables que jusqu'au voisinage du transverse médian.

CINQUIÈME PARTIE

RADIOTHÉRAPIE

CHAPITRE PREMIER

INDICATIONS GÉNÉRALES. PRÉCAUTIONS CONTRE LES RADIODERMITES.

Les nombreux essais de thérapeutique par les rayons X qui ont été entrepris depuis 1897 ont donné des résultats suffisants pour qu'on puisse aujourd'hui en connaître les indications véritablement utiles. Afin d'éviter les accidents que pourraient produire sur les tissus sains les rayons employés, on restreint le champ opératoire soit à l'aide d'écrans de plomb perforés d'ouvertures de dimensions choisies, soit en enfermant les tubes dans des boîtes garnies de plomb et percées d'ouvertures diaphragmées ou, ce qui est mieux encore, dans une sorte de coupe parfaitement opaque, sauf dans un point qui laisse passer les rayons. On a aussi construit des ampoules spéciales munies de tubes

protecteurs qui permettent d'orienter les
rayons dans une direction déterminée. Les tubes en verre d'urane avec fenêtre de cristal
nous paraissent très pratiques parce qu'ils
simplifient l'outillage puisqu'ils servent aussi
bien pour la radioscopie et la radiographie que
pour la radiothérapie.

Bien que la technique particulière à chacune
des affections curables par les rayons X ne soit
pas encore fixée d'une manière définitive, il
existe cependant déjà des données suffisantes
pour guider les praticiens dans le maniement
de leurs appareils. Le but à atteindre est d'obtenir l'effet désiré sans avoir à redouter les
brûlures graves ou les radiodermites par trop
intenses. Pour cela il convient, à notre avis,
d'employer les ampoules molles ou demi-dures,
donnant de 4 à 6 au radiochromomètre. La distance du tube à la région traitée variera suivant la puissance du générateur et aussi suivant l'affection à traiter et la fréquence des
séances, de 5 à 15 centimètres. La fréquence
des séances est subordonnée au temps qu'elles
durent. Deux méthodes, à ce point de vue, peuvent servir de guide, soit qu'on s'y conforme
exactement, ce qui sera préférable pour les

médecins qui ne sont pas encore familiarisés avec l'action thérapeutique des rayons X, soit qu'on y introduise quelque modification dont la pratique personnelle a pu démontrer l'innocuité.

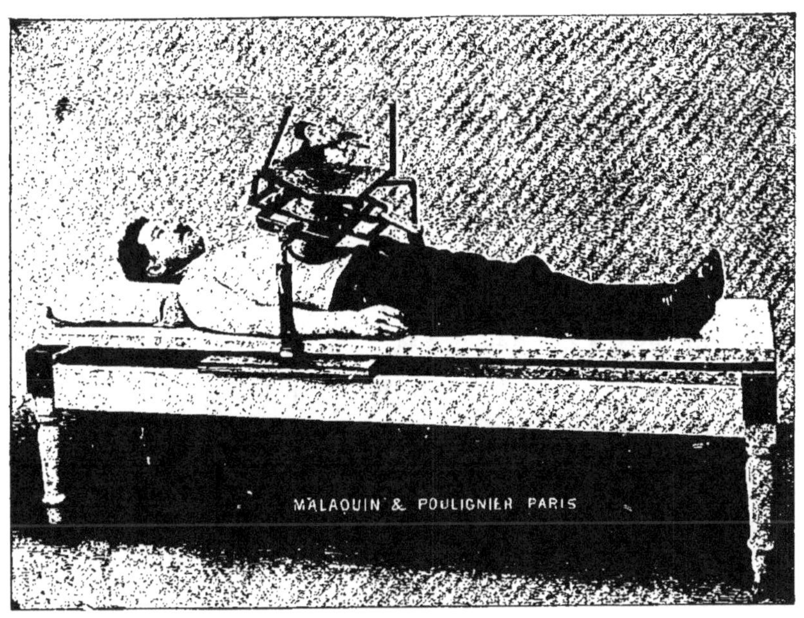

Fig. 24. — Compresseur pour radiothérapie.

1re méthode (Oudin). Tube de dureté moyenne, 6° du radiochromomètre, distance du tube à la peau la plus faible possible, environ 5 centimètres. 1re séance d'une minute; les suivantes augmentées de 30 secondes jusqu'à 4 minutes.

Séances quotidiennes. S'il survient un peu d'érythème ou de cuisson de la peau, suspendre pendant quatre à cinq jours et recommencer avec un temps plus court si on ne veut pas d'érythème. Avec le même temps dans le cas contraire.

Cet érythème bénin, qu'il est souvent nécessaire de provoquer, n'a aucun inconvénient consécutif.

De même, si à la suite d'une exposition aux rayons X, quelle qu'en soit la durée, le patient éprouve des palpitations, il convient de suspendre pendant environ six jours et de recommencer avec des poses plus courtes.

Souvent la sensibilité de la peau pour les rayons X s'avive au cours du traitement et tel derme qui supportait sans réaction des séances de 4 minutes au début, arrive à l'érythème avec 2 ou 3, au bout d'un mois ou deux de cure.

2e méthode (Beclère). Ampoule réglée à 6° du radiochromomètre ; distance du tube à la peau, 15 centimètres, séances hebdomadaires de 15 minutes.

Dans notre pratique nous appliquons le plus souvent la première méthode, quelquefois une méthode mixte, en faisant les séances seulement trois fois par semaine, la durée étant portée jusqu'à 6 ou 10 minutes, l'ampoule réglée à 5° ou 7°, placée à 10 centimètres de la peau. Arrêt de 8 jours à l'apparition de l'érythème la première fois, de 15 jours la seconde et les suivantes, s'il s'en produit encore au cours du traitement. Jusqu'ici nous n'avons eu avec ce procédé aucun accident.

Comme Kocher, nous plaçons le tube de façon que le plan du miroir soit parallèle à celui de la peau de la région traitée.

Lorsque nous soignons des affections d'organes placés plus ou moins profondément sous la peau, nous utilisons volontiers des tubes un peu plus durs fournissant des rayons à 8° du radiochromomètre, mais avec des poses courtes pour commencer comme dans la méthode de Oudin et en n'augmentant la durée des séances que tous les 3 jours, jusqu'au maximum fixé par l'apparition de l'érythème.

Il faut aussi tenir compte, dans le dosage des rayons X, de l'indication thérapeutique à remplir.

Il y a des affections qui peuvent être guéries par une seule poussée de radiodermite aiguë du second degré. Il suffit d'une séance où on fait absorber 4 H en 7 ou 8 minutes pour obtenir ce résultat.

Dans d'autres cas, il est nécessaire de répéter à des intervalles plus ou moins éloignés, la provocation de cette radiodermite.

Certaines maladies nécessitent l'entretien d'uné radiodermite chronique à évolution lente par des séances où on administre 3 H pendant 5 minutes tous les 8 jours environ.

Lorsqu'il faut éviter la radiodermite des séances faibles espacées de 15 jours semblent préférables.

La peau malade paraît plus accessible à l'action des rayons X que la peau saine.

CHAPITRE II

MALADIES DE LA PEAU. HYPERTRODHOSE. PE-
LADE. TEIGNES. SYCOSIS. ACNÉ. COMÉDONS.
ECZÉMA. VERRUES. LICHEN. PRURIGO. PRURIT.
HYPERCHIDROSE. PSORIASIS. CONDYLOMES.
GOMMES ET ULCÉRATIONS SYPHILITIQUES.
LÈPRE. SCROFULODERMIE. MYCOSIS FON-
GOIDE. LUPUS.

Hypertrichose. — Le but principal du traitement est l'épilation de même que dans le
nœvus pileux.

Kienbœck donne une séance de 3 à 4 H en sept
ou huit minutes.

Deux semaines après se produit une réaction
inflammatoire de la peau avec chute des poils.
Mais ceux-ci repoussent au bout de cinq à six
semaines ; nouvelle séance plus faible, 3 H en
cinq à six minutes. Après six mois, il ne pousse
plus que des poils atrophiés qu'on détruit de
nouveau par une séance faible. Mais quelque-

fois, après un an ou un an et demi, il survient une atrophie spéciale de la peau.

Kienbœck déconseille cette méthode pour les femmes à cause des cyanoses permanentes, des télangiectasies qui peuvent survenir chez elles.

Leredde préconise les séances courtes et répétées, le malade placé à 15 centimètres de l'ampoule, suspension du traitement au premier signe d'érythème ; l'épilation produite dure ainsi deux ou trois mois ; le traitement peut alors être repris et on obtient enfin une alopécie définitive.

Pelades. — Souvent guéries par ce traitement.

Chacun des foyers doit être exposé successivement. Séances de 3 à 4 H en six à huit minutes. Au bout de deux semaines, chute des cheveux qui entourent les plaques de pelade, et après quatre ou six semaines les nouveaux cheveux apparaissent sur la surface glabre et un peu plus tard sur la surface saine qui l'entoure.

Dans les cas graves, où tout le cuir chevelu est atteint ainsi que les sourcils et la barbe, la radiothérapie est sans action.

Les foyers de canitie, d'alopécia aréata, de

poliosis du cuir chevelu paraissent aussi favorablement influencés par les rayons X appliqués de la même façon.

Teignes. — Sabouraud recommande la technique suivante : Distance du tube à la peau : 15 centimètres, étincelle d'un demi-centimètre au spintermètre, 4° du radio-chronomètre. Durée suffisante pour obtenir 4 1/2 à 5 H.

Vers le 7° jour, érythème léger disparaissant au bout de trois à quatre jours et remplacé par une très faible pigmentation. A partir du 15° jour les cheveux tombent spontanément ; en quelques jours l'épilation est complète.

On l'active par des savonnages journaliers et une friction douce avec une liqueur contenant une petite quantité d'iode afin de maintenir l'antisepsie nécessaire parce que les rayons X ne tuent pas le parasite.

La repousse des cheveux est lente et ne survient ordinairement que sept à huit semaines après la dépilation et environ deux mois et demi après la séance de radiothérapie.

Les causes d'échecs lorsqu'il y en a sont :

1° L'insuffisance de la pose : pour avoir 4 à 5 H il faut de 25 à 30 minutes en moyenne.

2° La distance de 15 centimètres est destinée

à éviter les rayons obliques plus nuisibles qu'utiles ; et pour éviter les accidents inflammatoires provoqués par les manchons destinés à centrer les rayons, il est bon d'en employer ayant seulement 9 centimètres de diamètre et d'appliquer du 10ᵉ au 30ᵉ jour sur les régions où a porté le manchon, qui pourraient être atteintes de folliculite, de la fleur de soufre.

Il faut veiller attentivement à éviter le décentrage de l'ampoule.

3° Le défaut d'immobilité. Celle-ci est, en effet, difficile à obtenir avec les longues poses nécessaires chez les adultes, presque impossible pour les enfants.

4° La multiplicité des régions atteintes qui nécessite des applications nombreuses.

Le procédé s'appliquant par aires rondes il peut rester entre celles-ci des surfaces non traitées qui provoquent des réinoculations. Il faut donc aussi les soigner.

5° La négligence des soins d'antisepsie de la tête.

Mais avec de l'attention on arrive à triompher de toutes ces difficultés.

Kinback divise le cuir chevelu en 6 zônes qu'il expose successivement pendant 5 à 8 minutes à 5 H. Chute des cheveux au bout de 10 à 12 jours ; mais réaction de la peau souvent intense, pouvant aller jusqu'aux érosions avec exsudation. Les cheveux apparaissent au bout de 6 semaines et la repousse est complète aprè 3 mois. Pas de récidive.

Pour la teigne faveuse, la radiothérapie est le traitement de choix et pour les cas graves c'est le seul réellement efficace. Il se pratique comme celui des autres teignes.

Sycosis. — Quand la barbe entière est atteinte, placer le tube successivement devant les joues, en avant des lèvres, puis au-dessous du menton à une distance de 10 à 12 centimètres pour avoir une épilation égale. Dose 4 à 5 H. Recouvrir de plomb les parties glabres, si on n'a pas d'ampoule isolante. L'épilation survient au bout d'une semaine. Les poils repoussent environ 15 jours après. Il faut les raser pendant quelques mois. Le pronostic est défavorable chez les malades atteints de rhinite chronique.

Acné rosacée. — Cette affection, ainsi que les comedons, certaines formes d'eczéma, les verrues, le lichen ruber, le prurigo, le prurit, l'hyperhydrose, le psoriasis semblent se modifier heureusement sous l'influence des rayons X. Cependant, l'action des courants de haute fréquence paraît plus efficace encore, sauf dans dans l'acné. Il suffit alors d'expositions faibles : tube à 30 centimètres, pendant 3 minutes, devant les diverses régions atteintes ; dose 3 à 4 H pour obtenir un bon résultat. Mais les récidives sont toujours possibles.

Les essais tentés contre les condylomes acuminés ou plans, les gommes et ulcérations syphilitiques, les tubercules lépreux, la scrofulodermie, l'éléphantiasis permettent d'espérer des résultats heureux, mais sans qu'il soit actuellement possible de recommander ce traitement de préférence à ceux qui ont fait depuis longtemps leurs preuves.

Mycosis fongoïde. — Ces tumeurs commencent à disparaître 5 ou 6 jours après une séance de radiation ainsi pratiquée : Distance du tube, 10 à 12 centimètres ; dose, 3 à 5 H ; durée 6 à 8 minutes.

Elles ne laissent à leur suite que des taches pigmentaires en général peu marquées. S'il survient de nouvelles tumeurs sur d'autres points on peut les combattre par le même traitement.

Lupus. — La première tentative heureuse de radiothérapie de cette affection faite par Albert Schönberg remonte à 1897. Depuis, de nombreux travaux sont venus confirmer l'efficacité de cette méthode.

La radiothérapie est la méthode de choix pour les ulcérations lupiques étendues à de larges surfaces de peau ou de muqueuses. Le lupus crythémateux en particulier, si rebelle aux autres méthodes, est très heureusement et rapidement modifié par les rayons X. Il faut, dans ces cas, chercher à obtenir la radiodermite aiguë et lorsqu'elle se produit suspendre le traitement.

Nous recommandons la méthode de Kummel plaçant d'abord ses malades à 40 centimètres du tube et ne les rapprochant que petit à petit. Mais aux deux séances par jour qu'il préconise, nous préférons la séance quotidienne avec supension au bout de 10 à 12 jours. C'est à ce moment qu'apparaît en général la radiodermite légère que nous pensons utile à la réussite du traitement.

Lorsque la dermatite à cessé, c'est-à-dire 15 ou 20 jours après son apparition, il faut recommencer le traitement. Pendant les séances de la première série nous faisons des poses de 4 à 5 minutes avec 6° du radiochromomètre.

Pendant la seconde série nous allongeons les poses jusqu'à 12 ou 15 minutes, en suspendant dès que survient l'érythème, pendant un mois; pour les séries suivantes, nous faisons des poses de 5 à 10 minutes, suivant la susceptibilité de la peau, avec interruption de 30 à 40 jours.

Les rayons X, dans ces cas, n'agissent pas, pensons-nous, par cautérisation, ni par action purement bactéricide, mais comme l'effluve de haute fréquence, en activant la circulation locale, en augmentant la diapédèse et la phagocytose, en fournissant en un mot à l'organisme le moyen de se débarrasser des agents pathogènes et de leurs toxines et de se réparer rapidement.

La haute fréquence, la méthode de Finsen, semblent agir aussi bien dans le lupus tuberculeux vulgaire, quoique plus lentement peutêtre, surtout en ce qui concerne la méthode de Finsen. Pour le lupus érythémateux, la radiothérapie et les courants de haute fréquence sont d'après notre expérience personnelle, les méthodes les plus efficaces et les plus rapides.

Nous ne pouvons cependant actuellement donner d'indications positives pour adopter l'une de préférence à l'autre dans un cas donné.

Tuberculose. — Certaines expériences firent d'abord espérer quelques bons effets contre la bacillose pulmonaire, mais celles qui les suivirent ne les ont pas confirmées et dans sa thèse, Mlle Ogus a nettement démontré qu'aussi bien dans la tuberculose expérimentale que dans la phtisie clinique, l'action des rayons X était nulle ou nocive.

Il n'en est pas de même pour le traitement des tumeurs blanches, ou des adénites bacillaires qui réussit très bien. D'ailleurs, cela concorde avec les effets obtenus par la photothérapie et les courants de haute fréquence.

Dans ces cas, il suffit de séances assez faibles de 3 à 4 H pendant 8 ou 10 minutes, répétées deux fois par semaine ; le tube placé à 15 ou 20 centimètres de la région atteinte.

Leucémies. — C'est la leucémie myélogène qu'on a traité jusqu'ici avec le plus de succès et l'examen du sang permet de suivre les effets du traitement. Senn, de Chicago ; Bryant et Crane, Brown, Aubertin et Beaujard en ont soigné de nombreux cas et montré l'influence rapide et indéniable des rayons X sur cette affection presque toujours rebelle à l'action des médicaments. Nous même en avons vu un cas typique. La leucémie lymphatique semble aussi favorablement influencée.

On peut utiliser soit les séances faibles, 1 H par jour pendant 3 à 4 minutes, ou les séances fortes : 5 H pendant 5 a 6 minutes en séances hebdomadaires.

Il semble suffire d'irradier la région splénique pour obtenir les modifications voulues de l'état du sang.

CHAPITRE III

LES RAYONS X ET LES CANCERS

Le traitement des cancers par les rayons X, essayé pour la première fois en 1897, par Schomberg, a suffisamment fait ses preuves actuellement, pour qu'on puisse connaître au moins quelques-unes de ses véritables indications et les résultats qu'on en peut légitimement espérer.

Si on considère la nature de la tumeur, c'est l'épithélioma qui semble, dans l'état actuel de la radiothérapie, le plus accessible à l'action des radiations. Cependant, bien que les observations de squirrhes, de sarcômes ou de lympho-sarcômes traités avec succès, soient moins nombreuses, des tentatives plus récentes avec des appareils plus puissants et surtout une technique mieux réglée, donnent à penser qu'il y aura dans l'avenir à tenir moins de compte de la nature du néoplasme que de la localisation.

L'avis unanime de tous les spécialistes est que pour les épithéliomes cutanés, la radiothérapie est devenue le procédé de choix, mais des carcinômes ont aussi cédé à son action.

Les épithéliomes dans lesquels il existe une ulcération recouverte ou non d'une croûte et limitée par un bourrelet dur, relèvent essentiellement de la radiothérapie.

Les effets sont : 1º Un suintement parfois considérable après la séance ; plus il est fort, plus vite le mal disparaît. 2º La suppression des douleurs et de la mauvaise odeur quand elles existent. 3º La perfection des cicatrices. 4º Le caractère habituellement définitif de la guérison.

La méthode intensive est la plus conseillée : deux séances successives à un jour d'intervalle d'une durée de 20 à 25 minutes, tube à 2 centimètres de la peau ce qui correspond à 7 ou 8 H ; ne reprendre le traitement qu'après une quinzaine de jours par séances plus courtes. La guérison peut être obtenue en 3 ou 4 séances.

Lorsque l'épithélioma est compliqué d'adéno-pathie, mieux vaut opérer d'abord d'après Lerredde.

Cette manière de voir nous paraît trop ex-clusive et il n'y a aucun inconvénient à faire avant l'intervention au bistouri, au moins une tentative de radiation.

Les épithéliomes très secs, très durs, riches en substance cornée, les épithéliomes perlés sont plus résistants.

L'épithélioma des paupières est particulière-ment justiciable des rayons X, parce que ceux-ci évitent les cicatrices rétractiles qui diminuent la fente palpébrale.

Les cancers du sein ont fourni des cas assez nombreux de guérison au moins apparente.

Dans les cas les plus heureux, les ulcérations ont guéri, les ganglions hypertrophiés sont revenus à leur volume normal, l'état général s'est relevé.

Nous avons aussi obtenu de bons résultats dans quelques uns des cas que nous avons traités ; un sarcome volumineux et déclaré d'abord inopérable a été suffisamment influencé pour que l'opération devint possible. Mais la récidive survint quelques mois après, la malade ayant refusé de se soumettre de nouveau à la radiothérapie. Dans un autre cas observé chez une femme de 73 ans, les séances ayant donné lieu à quelques accidents cardiaques, la malade qui était très améliorée cessa le traitement cependant l'ulcération s'était cicatrisée, les ganglions axillaires avaient presque disparu, la tumeur grosse au début comme un gros marron, avait diminué, Aussi l'opération fut-elle facile et actuellement, après 18 mois, il n'y a pas de récidive.

Dans les cancers des viscères ou des organes profondément situés, estomac, rectum, utérus, rein, les succès sont moins nombreux. Pour l'estomac, Doumer et Lemoine, sur 20 cas ont obtenu 4 guérisons en apparence complètes et une amélioration qui ne s'est pas maintenue probablement ainsi que le font observer les auteurs parce que, si les rayons X arrêtent la tumeur sur place, ils n'empêchent pas toujours les généralisations qui se font soit à proximité des points traités, soit par métastase.

Dans les cas de tumeurs profondes, les séances énergiques à 6 ou 7 H en 7 à 8 minutes répétées hebdomadairement semblent les plus utiles. Cependant dans les cas où elles sont volumineuses ou étendues les séances courtes et répétées valent mieux pour éviter les phénomènes de toxémie due à la résolution soudaine et rapide d'une grande quantité de cellules.

Dans ces cancers profonds ou dans les cancers superficiels volumineux, l'intervention chirurgicale, lorsqu'elle est possible, doit encore précéder la radiothérapie qui agit ensuite énergiquement pour prévenir les récidives.

Dans les cas inopérables on a vu quelquefois la guérison et chez les malades trop profondément atteints, presque toujours une prolongation remarquable de la vie.

En tous cas et notamment lorsque toute chance de guérison par l'opération est reconnue impossible, la radiothérapie est utile parce qu'elle amène la disparition des douleurs, quelquefois la régression ou l'arrêt de développement plus ou moins prolongé de la tumeur et en définitive le soulagement du malade.

TABLE DES MATIÈRES

TROISIÈME PARTIE

QUATRIÈME PARTIE

CINQUIÈME PARTIE

RADIOGRAPHIE

BUZANÇAIS (INDRE). — IMP. F. DEVERDUN